## Pr Paul KOVALEVSKY, M. D.

MEMBRE HONORAIRE DE LA SOCIÉTÉ DE MÉDECINE MENTALE DE NIEDERLANDE
MEMBRE HONORAIRE DE LA SOCIÉTÉ DE MÉDECINE MENTALE DE BELGIQUE
CORRESPONDING MEMBER OF THE NEW-YORK ACADEMY OF ANTHROPOLOGIE
MEMBRE DE LA SOCIÉTÉ MÉDICO-PSYCHOLOGIQUE DE PARIS
MEMBRE DE LA SOCIÉTÉ MÉDICO-PSYCHOLOGIQUE DE LONDRES
MEMBRE DE LA SOCIETA FRENIATRIA ITALIANA
MEMBRE HONORAIRE DE L'AMERICAN ASSOCIATION FOR THE CURE OF INEBRIATES
MEMBRE DE LA SOCIÉTÉ MÉDICO-LÉGALE DE NEW-YORK, ETC.

# Épilepsie

## TRAITEMENT, ASSISTANCE ET MÉDECINE LÉGALE

PARIS

VIGOT FRÈRES, ÉDITEURS

23, PLACE DE L'ÉCOLE-DE-MÉDECINE

1901

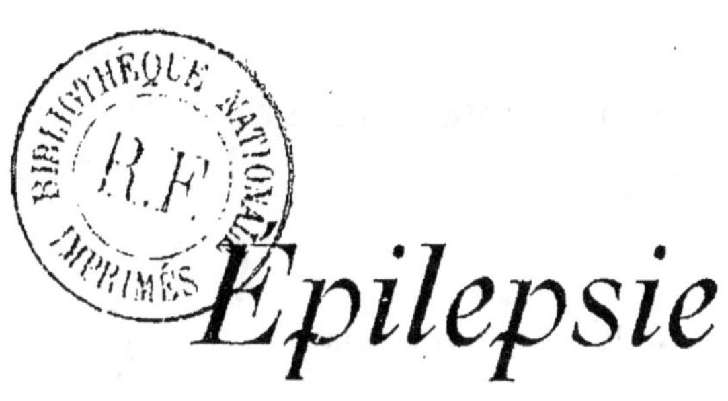

# Epilepsie

# Épilepsie

## TRAITEMENT, ASSISTANCE ET MÉDECINE LÉGALE

PAR

## Le Pr Paul KOVALEVSKY

MEMBRE HONORAIRE DE LA SOCIÉTÉ DE MÉDECINE MENTALE DE NIEDERLANDE
MEMBRE HONORAIRE DE LA SOCIÉTÉ DE MÉDECINE MENTALE DE BELGIQUE
CORRESPONDING MEMBER OF THE NEW-YORK ACADEMY OF ANTHROPOLOGIE
MEMBRE DE LA SOCIÉTÉ MÉDICO-PSYCHOLOGIQUE DE PARIS
MEMBRE DE LA SOCIÉTÉ MÉDICO-PSYCHOLOGIQUE DE LONDRES
MEMBRE DE LA SOCIETA FRENIATRIA ITALIANA
MEMBRE HONORAIRE DE L'AMERICAN ASSOCIATION FOR THE CURE OF INEBRIATES
MEMBRE DE LA SOCIÉTÉ MÉDICO-LÉGALE DE NEW-YORK, ETC.

---

## PARIS
## VIGOT FRÈRES, ÉDITEURS
23, PLACE DE L'ÉCOLE-DE-MÉDECINE

—

1901

# ÉPILEPSIE

## I

### TRAITEMENT DE L'ÉPILEPSIE

L'épilepsie est une maladie extrêmement répandue ; elle est connue de longue date par les médecins et la société. La description de l'épilepsie faite par Hippocrate nous en donne une symptomatologie à un tel point claire et détaillée, que les descriptions modernes n'en diffèrent que très peu. La quantité de travaux consacrés à l'épilepsie depuis les temps anciens jusqu'à nos jours est énorme. Les recherches dans le domaine de l'épilepsie, faites ce tout dernier temps, sont aussi extrêmement nombreuses et prouvent, avec quelle insistance les expérimentateurs cherchent à comprendre l'essence même de cette maladie. Néanmoins, jusqu'à ce moment elle reste inexpliquée et les résultats du traitement de l'épilepsie laissent beaucoup à désirer. Ce combat avec le sphynx parle en l'honneur des hommes et atteste leur désir de venir en aide à l'humanité souffrante. Malgré tous les échecs dans les efforts à trouver l'explication de l'essence même de la maladie, ainsi que dans la recherche des moyens à la combattre, elle et les accès par lesquels elle se manifeste, les savants ne perdent pas l'espoir d'obtenir enfin de bons résultats et de résoudre le problème. Cet espoir n'est pas vain et trouvé sa justification ; nous voyons bien souvent que ce qui est inconnu aujourd'hui s'explique demain, et ce qui paraît aujourd'hui impossible à être atteint dans le domaine de la science, devient demain accessible à tous. C'est pourquoi l'homme ne doit pas se laisser décourager quand ses recherches restent infructueuses, mais qu'il doit se jeter dans le combat avec l'inconnu avec un redoublement d'énergie et des forces nouvelles. Les erreurs et les déviations du vrai chemin ne sont pas une faute. Souvent les erreurs mènent à la découverte de la vérité. Toutes ces considérations me donnent le courage d'émettre mon point de vue personnel sur une maladie que j'observe et que j'étudie avec la plus grande attention depuis 25 ans, et de communiquer à mes collègues les résultats de mes observations et de mes tentatives à la combattre. Si je me trompe — mon erreur provient du désir de trouver la vérité — *errare est humanum*.

Le sujet de mon étude est le traitement de l'épilepsie ; je tâcherai de montrer autant que possible ce qui a été atteint sous ce rapport par d'autres médecins et d'exposer à ce sujet mon point de vue personnel, fondé sur une expérience de beaucoup d'années et sur un grand nombre d'observations.

Avant de détailler la méthode du traitement de l'épilepsie, je trouve juste de donner un aperçu abrégé de mon point de vue sur l'essence même de cette maladie, ce qui fera comprendre en même temps la manière dont j'en envisage le traitement. J'entends sous le nom d'épilepsie une névrose ou une altération dans la structure moléculaire et chimique du système nerveux central qui lui donne la capacité d'amasser l'énergie nerveuse, de la garder et de la dépenser, non peu à peu, suivant les impulsions extérieures et intérieures, mais périodiquement, par accès. L'énergie nerveuse chez les épileptiques se décharge le plus souvent par accès, épisodiquement, sous forme de convulsions des muscles des mouvements volontaires, mais il arrive aussi que ces convulsions se manifestent dans d'autres régions du système nerveux, dans la région psychique et vaso-motrice, suivies d'absence, etc. Cette particularité pathologique principale des épileptiques, qui consiste dans une accumulation de l'énergie nerveuse et une décharge par explosion ou par accès, est dans le vrai sens du mot l'expression suprême du déséquilibre nerveux ; elle a donc pour base l'état morbide connu sous le nom de déséquilibre nerveux ou de neurasthénie et est un des fruits de l'arbre de la dégénérescence. Quoique dans le plus grand nombre des cas d'épilepsie les convulsions en soient le symptôme prédominant, elles ne sont pas le point principal de la maladie. C'est son symptôme le plus saillant, mais non l'unique, ni le plus grave. Si même nous pouvions réussir à arrêter complètement cette manifestation convulsive de la décharge, les convulsions des muscles des mouvements volontaires, par exemple, cela ne prouverait pas que notre malade fût guéri, car les convulsions du système musculaire peuvent être substituées par des accès convulsifs dans d'autres régions, par des accès de migraine, par exemple, d'angoisse, d'obsession, etc. En un mot une espèce d'accès peut être substituée par un équivalent. De tels cas existent et j'en observe deux de ce genre dans ce moment. Les voici :

I[1]. — K..., jeune fille de 18 ans, appartient à un milieu intelligent. Son père est professeur ; il se porte bien, n'est ni alcoolique, ni syphilitique, la mère de la jeune fille souffre de migraine. K... était bien portante de naissance. Son premier accès apparut à l'âge de 6 ans ; durant les 7 années suivantes elle n'en eut pas un seul. Le second accès éclata quand elle avait treize ans, le troisième une année plus tard, ensuite les accès devinrent de plus en plus fréquents : tous les mois, tous les jours et de 10 à 30 fois par mois. Parfois l'accès de convulsions est précédé par un accès d'angoisse et le désir irrésistible de s'enfuir en courant. Il y a quatre ans, des migraines se montrèrent, pour la plupart du côté droit, sans vertige, ni vomissements. Ces accès venaient à des termes différents et sous l'influence des motifs les plus divers. Si l'accès de migraine est violent, la paupière droite se ferme complètement, si l'accès est moins violent, la paupière se baisse seulement, elle reste baissée ou fermée quelque temps après l'accès de migraine. Après les accès épileptiques il lui reste pendant quelques heures un violent tremblement des mains. L'examen de la malade a démon-

1. P. KOVALEVSKY. Épilepsie et migraine. *Messager médical russe*, 1899.

tré : une asymétrie du crâne et du visage, le strabisme externe de l'œil droit, un dilatement des pupilles, une anémie extrême et de légères traces de scorbut.

Les symptômes de scorbut disparurent bientôt et l'anémie devint moins violente.

On remarqua que les mois où les accès épileptiques avaient été fréquents, les accès de migraine étaient plus rares, et au contraire, quand les accès épileptiques étaient rares, les accès de migraine devenaient plus fréquents. Voici les données en chiffres pour les accès épileptiques et ceux de migraine pendant les derniers six mois : épilepsie, — octobre 1898 : 1, 2, 6, 7, 9, 12, 13, 14, 16, 17, 21, 22, 23, 24, 26, 29-2, 31 = 18. Migraine : 1, 5, 8, 9, 21, 22 = 6. — Novembre ; épilepsie : 1, 2, 3, 12 = 4. Migraine : 1, 4, 5, 7, 9, 10, 18, 19, 23, 24, 25, 26, 29, 30 = 14. — Décembre ; épilepsie : 25 = 1. Migraine : 3, 6, 7, 8, 16, 20, 21, 22, 26, 28, 31 = 11. — Janvier ; épilepsie : 1, 2, 8, 12, 15, 19, 20, 22-2, 23, 24, 26, 27, 28, 29 = 15. Migraine : 10, 16, 21, 17 = 4. — Février ; épilepsie : 1, 7, 9-2, 10, 11-2, 12, 13, 14, 15, 18, 19, 20, 24, 25-2 = 17. Migraine : 6, 12, 26 = 3. — Mars ; épilepsie : 3, 4-2, 5, 6, 16, 21, 23-2, 29-2, 30-2, 31-3 = 16. Migraine : 2, 8, 14, 16, 19 = 5.

II. — K..., âgé de 26 ans, non marié, est fils d'un père alcoolique ; sa mère se porte bien. Il commença à souffrir d'accès convulsifs à l'âge de 8 ans ; d'abord ces accès n'apparaissaient qu'une fois par an ; ils devinrent plus fréquents dans la suite et se répétaient tous les jours les dernières cinq années. Voici une année que sous l'influence du traitement les accès ne se montrent plus, mais en revanche le malade souffre chaque mois d'accès d'angoisse qui durent d'une à deux heures et lui font à moitié perdre connaissance.

Les exemples cités et des exemples analogues prouvent qu'il y a des cas où les convulsions épileptiques peuvent disparaître pour être substituées par d'autres symptômes équivalents. D'après mes observations, cette substitution d'un type de symptômes épileptiques par un autre, qui s'opère sous l'influence du traitement, prouve que la maladie a perdu de sa violence et qu'elle a la tendance à tourner vers la guérison. Cependant si aujourd'hui les convulsions ont la tendance de ne pas se montrer et leurs centres nerveux ne se déchargent pas, ce n'est pas encore une preuve que le malade soit devenu équilibré ; chaque désordre de nutrition, chaque excès dans le genre de vie, ainsi que le traitement par des médicaments équilibrants cessé trop tôt, peuvent de nouveau rendre la fonction de ses centres pathologique et éveiller un accès convulsif.

La conclusion qui peut être tirée de ce fait est que dans l'épilepsie nous avons affaire à une tendance à la décharge spasmodique non seulement des centres qui produisent les convulsions des muscles des mouvements volontaires, mais aussi de divers autres centres, comme, par exemple, des vaso-moteurs cardiaques sous forme d'*angina pectoris*, des vaso-moteurs d'une moitié de la tête, etc. En un mot, l'épilepsie est un état particulier chimique ou moléculaire des éléments du système nerveux central, — une névrose qui tend à amasser l'énergie pour la dépenser par accès, tantôt dans une région des centres, tantôt dans une autre.

En recherchant les causes de cette névrose, nous voyons qu'elle se développe presque toujours sur un terrain héréditaire et a pour base ou bien une des diathèses : arthritique, alcoolique, syphilitique, ou autres, ou bien un état de l'organisme qui mène à l'auto-intoxication et l'intoxication.

Je ne m'arrêterai pas ici sur la pathologie de l'épilepsie, m'en réservant le droit pour l'avenir et je n'en ferai mention que pour passer à la partie principale de mon étude.

Prenant pour point de départ l'opinion que l'épilepsie est une névrose, je trouve qu'en la traitant il faut surtout faire attention à la constitution de l'organisme et à l'ensemble de toutes les manifestations de la maladie, et non à un symptôme particulier. Les accès de convulsions, ainsi que ceux d'absence et de vertige ne sont que des symptômes. Combattre uniquement ces symptômes serait répéter le rôle de Don Quichotte. Ayant fait disparaître les convulsions, nous pouvons les voir remplacées par des vertiges, des absences, etc. C'est pourquoi je trouve juste et indispensable, en traitant l'épilepsie, de combattre non seulement ses accès isolés, mais d'avoir principalement la constitution entière du malade en vue, car le traitement des accès seulement manquerait de but et de succès. Leur disparition ne prouve qu'un arrêt de la fonction des centres donnés, la névrose même n'est pas encore guérie par là. Chacun de nous peut en avoir des preuves : une bromuration très prolongée diminue et fait même disparaître les convulsions épileptiques dans un grand nombre de cas ; mais, pour la plupart, dès que la bromuration cesse et que son effet sur l'organisme s'efface, les accès de convulsions se renouvellent et la maladie rentre dans ses droits. C'est tout naturel. L'effet du brome arrête les convulsions, mais le patient n'en reste pas moins épileptique. Il lui restera toujours la tendance aux manifestations morbides, auxquelles son organisme est enclin. Il est évident que le brome seul ne guérit pas et ne peut pas guérir l'épilepsie, car il ne peut pas changer la constitution de l'organisme, il ne fait que calmer l'excitation des centres moteurs et convulsifs. C'est pourquoi j'envisage le traitement de l'épilepsie exclusivement par la bromuration en général, ainsi que d'après la méthode tellement renommée pour le moment de Flechsig, comme étant un principe trop étroit, et je suis profondément convaincu qu'avec ces moyens jamais un épileptique ne sera et ne peut être guéri.

Le traitement de l'épilepsie doit être envisagé d'un autre point de vue. Pour combattre cette maladie avec succès, il faut tâcher de changer la constitution de l'organisme malade, de faire disparaître les altérations moléculaires et chimiques de son système nerveux qui sont la raison de la névrose. Une telle régénération de l'organisme peut être atteinte, mais moins par des médecins que par la nutrition de l'organisme et par l'éducation. Deux conditions principales sont indispensables pour corriger les altérations de la substance chimique ou moléculaire des centres nerveux : exclure du nombre des substances que l'organisme absorbe tout ce qui peut soutenir l'état anormal des éléments nerveux. que cette anormalité soit héréditaire, ou *sua sponte*, et faire entrer dans l'organisme des substances nutritives qui ont la capacité de débarrasser peu à peu les centres anormaux des éléments trop excitables et de les régénérer, afin de rendre les centres et leurs éléments plus résistants et plus équilibrés. Par conséquent, le centre de gravité dans le traitement de l'épilepsie doit être non sur les médicaments, mais sur la nutrition, sans quoi chaque cure restera inefficace. Je ne dis pas que ce moyen seul soit le vrai et qu'il puisse guérir un épileptique. Non, sans médicaments, par la nutrition seule, on ne peut atteindre que peu d'effet ; mais dans tous les cas une nutrition appropriée peut plutôt guérir un épileptique, que le traitement des symptômes de la maladie. La diète et le régime des épileptiques doivent avoir pour but : 1° que l'organisme n'absorbe absolument rien qui puisse soutenir l'activité anormale des éléments nerveux et la diathèse pathologique ; 2° contribuer à accélérer la métamorphose, afin de faire disparaître au plus vite les éléments de l'ancienne individualité, débarrasser l'organisme des produits de la métamorphose inverse et

régénérer cet organisme sur de nouveaux principes ;
3° forcer dans ce but la nutrition de l'organisme par
des substances favorables à cette régénération ; 4°
réprimer l'excitabilité des centres provoquant les
accès convulsifs par des médicaments appropriés, des
bromures par excellence. A mon avis une pareille
méthode de traiter l'épilepsie est une cure médicale,
tandis que l'ancienne méthode n'était qu'un traitement symptomatologique et ne pouvait guérir la
maladie. Il est clair que la diète et le régime ne
peuvent être les mêmes pour tous les épileptiques, le
terrain sur lequel l'épilepsie se développe étant autre
dans chaque cas particulier. La constitution des épileptiques arthritiques est autre que celle des épileptiques
alcooliques, ou celle des épileptiques syphilitiques,
et ainsi de suite. Il ne serait pas juste de les nourrir
et de les traiter de la même manière ; mais il y a des
points qui sont les mêmes pour tous les épileptiques
et ce sont ces anomalies générales qu'il faut avant
tout combattre en laissant le soin de préciser les détails,
dont l'étude appartient à l'avenir, au gré de chaque
médecin expérimentateur.

Comme j'attribue la plus grande importance dans
le traitement de l'épilepsie à la diète, c'est par elle
que je commence.

*Diète*. — Par rapport à la diète des épileptiques, on se borne ordinairement à dire que leur nourriture doit être facile à digérer et légère, ce qui n'est qu'une phrase sans conséquence, car il n'existe certainement pas de maladie qui n'exige pas une nourriture facile à digérer et légère. Il faut donc poser la question autrement : le traitement de l'épilepsie exige-t-il des précautions diététiques et n'y a-t-il pas quelques particularités à prendre en considération dans la manière de nourrir les épileptiques ?

Erlenmeyer [1] et d'autres médecins sont de l'opinion qu'il y a des individus chez lesquels les accès épileptiques se développent sous l'influence d'un arrêt dans l'organisme des produits d'une oxydation incomplète, peut-être même de ptomaïnes. Cela arrive surtout aux personnes qui se livrent à un travail intellectuel forcé et mènent un genre de vie sédentaire, tout en absorbant une quantité considérable de viande. Regnolds, ainsi que Pommay, Lépine, Massolongo et d'autres ont prouvé qu'il existe des cas où l'apparition des accès épileptiques dépendait de causes dispeptiques (*epilepsia gastrica*) et que ces accès s'ar-

---

1. ERLENMEYER. Points principaux dans le traitement de l'épilepsie.
2. MASSALANGO. *Lo Sperimentale*, 1889.

rêteraient, dès que les désordres dispeptiques cessaient.

Il est vrai que les cas sont rares où la surabondance des produits d'une oxydation incomplète joue le rôle prédominant dans le développement de l'épilepsie, mais ces cas ont une grande valeur instructive et doivent servir de guide dans la manière de nourrir les épileptiques.

Nous verrons plus loin que les bromures pris en grandes doses et pendant longtemps, ne donnent de bons résultats que quand l'organisme est suffisamment nourri, — le traitement de l'épilepsie exige donc que l'organisme absorbe une quantité suffisante de nourriture.

La question est, quel genre de nourriture convient le mieux à un épileptique? C'est une nourriture, qui, tout en augmentant les forces vitales de l'organisme, ne contribue pas à l'excitation extrême et inégale des centres nerveux.

La viande est un aliment très nourrissant, mais comme l'une des causes de l'épilepsie peuvent être l'arthritisme héréditaire ou personnel et d'autres désordres de la métamorphose, dans lesquels la viande ne joue pas un rôle médiocre, nous conseillons depuis longtemps à nos malades d'éviter la viande de bœuf et le gibier et de ne manger que la viande des jeunes animaux et de la volaille, et cela pas en grande quantité. Cette opinion concernant la viande est partagée par beaucoup d'autres médecins [1].

Voici ce que Héberden dit sur le choix des aliments pendant le traitement de l'épilepsie : « *Duo epileptici ab omni cibo animali abstinuerent et sanati sunt.* » L'abstinence de la viande est donc envisagée par l'auteur comme un des principaux moyens de se défaire de la maladie,

N'oublions pas d'ajouter que ceci se dit par un auteur qui considère l'épilepsie comme une maladie extrêmement difficile à être guérie. Radclyffe [2] prescrivait les bromures en partie parce qu'il comptait qu'ils combattent les altérations morbides, produites par des abus de la diète. De Cheyne [3] affirme que les malades qui se nourrissent exclusivement de lait et d'une nourriture végétarienne se rétablissaient. Le Dr Regnolds [4] affirme de même qu'il a vu

1. HEBERDEN. Commentarii de morborum historia et curatione, 1804, 174
2. RADCLYFFE. Lectures on Epilepsy, etc., p 236.
3. DE CHEYNE. The english malady or a Treatise of nervous diseases, 1733.
4. RUSSEL REYNOLDS. Epilepsy, 1865.

des épileptiques, dont les accès devenaient moins fréquents grâce à une abstinence complète de la viande. Vu que dans l'épilepsie les centres nerveux supérieurs sont dans un état hyperphysiologique particulier, l'éminent aliéniste anglais Hughlings Jackson [1] insiste à réduire la quantité de viande dans la diète des épileptiques à 4 onces par jour. Il s'exprime ainsi : « je crois que le manque de résistance de la matière grise du cerveau provient d'une surabondance d'azote ; ce point est très grave par rapport à la diète des épileptiques. Hanton [2] dit à ce sujet : j'ai remarqué que la fréquence et la violence des accès épileptiques augmentaient quand le patient mange beaucoup de viande, tandis qu'elles diminuaient quand il se nourrissait de lait et d'une nourriture végétarienne. » Ireland [3] partage complètement cette opinion, car il dit : « Il est utile parfois d'exclure la viande de la table des épileptiques. » Weit [4] s'exprime ainsi : « mon attention sur la nécessité d'exclure la viande de la nourriture des épileptiques y fut attirée pour la première fois

1. Hughlings Jackson. *British medical Journal*, 1888, VII, 14.
2. Jackson. *Medical Presse and Circulare*, 1875.
3. Ireland. Idiotisme et imbécillité, p. 151.
4. Weit. Diseases of Childern, 6ᵉ édition.

par Molivell, qui était médecin des idiots. »
Brodie [1] émet la même opinion.

Ferguson [2] attire l'attention sur le fait, qu'une nourriture riche en azote contribue à la fréquence des accès, tandis que la nourriture végétarienne les arrête.

Haig [3] a trouvé qu'avant les accès épileptiques la quantité d'acide urique dans l'urine augmentait. D'après son avis, nous pouvons au moyen de la diète éloigner ou rapprocher à volonté l'accès épileptique, ainsi que les accès d'hémicranie, proche parent de l'épilepsie. En conseillant aux épileptiques de se nourrir de viande qui contribue à augmenter la quantité d'acide urique dans l'organisme, nous accélérons l'apparition des accès épileptiques. C'est pourquoi Haig ne conseille pas de faire entrer la viande dans la diète des épileptiques.

Le D<sup>r</sup> S. Wassilieff [4] dit : « sous l'influence de la diète exclusive de lait et d'aliments manquant d'azote, ou plutôt pauvre en azote, les accès épileptiques s'arrêtent vite et pour longtemps ; dès qu'on

---

1. BRODIE. Dietetic reform, 1877.
2. FERGUSON. Dietetic treatment of epilepsy. *Therap. Gazette*, 1891.
3. HAIG. *The Brain*, 1891.
4. D<sup>r</sup> S. WASSILIEFF. Sur la question de la fièvre, 1884.

ajoute du bouillon ou de la viande, les accès reviennent immédiatement : « Erlenmeyer [1] dit : « une
importance sérieuse, quoique pas encore complètement expliquée, doit être attribuée à la diète végétarienne ; des expériences, faites il y a quelques
années en Angleterre et communiquées dans le
West Ridling Asylum parlent beaucoup en faveur de
l'abstinence de la viande. »

Hughes [2] conseille de réduire la quantité de viande
dans la diète des épileptiques au minimum. Alexander [3]  prescrit aux enfants la diète suivante : le
matin du lait avec du pain, pour dîner de la soupe
avec du pain grillé ou non grillé, des pommes de
terre, des légumes faciles à digérer, un petit morceau
de poisson ou de viande, un plat doux, farineux et
des fruits ; pour le goûter du lait et du pain et pour
le souper du lait avec du pain au beurre ou du
gruau. La diète des grandes personnes est la même,
le lait peut se remplacer par du thé ou du café.

Merson [4] a partagé 24 épileptiques en deux groupes, par 12 dans chacun ; le premier groupe fut


1. ERLENMEYER. I, c.. p. 71.
2. HUGHES. The Alienist and Neurologist, 1887.
3. ALEXANDER. The treatement of Epilepsy, 1889.
4. MERSON. Dietetics of epilepsy. *Dietetic and hygienie Gazette*,
1892.

nourri pendant quatre semaines exclusivement d'une nourriture végétarienne, le second par une nourriture albumino-azotique : les quatre semaines suivantes le premier, groupe suivait la diète du second et celui-ci celle du premier. En voici les résultats : la plupart des malades qui recevaient une nourriture riche en substances albumino-azotiques baissèrent de beaucoup intellectuellement et leur état s'améliora immédiatement, dès qu'ils passèrent à la table végétarienne. Le nombre des accès augmenta pendant la diète azotique en proportion de 28,3 : 10,7. Ce rapport ne fut remarqué que chez 14 malades : les 10 autres eurent le même nombre d'accès pendant l'un et l'autre des deux régimes ; la conclusion de Merson que la nourriture des épileptiques doit être de préférence végétarienne est donc toute naturelle, Hammond [1] trouve qu'il est presque impossible de prescrire la même diète à tous les épileptiques, quoiqu'il soit incontestable que la diète joue un grand rôle dans le traitement de l'épilepsie. Le prognostic même dépend de beaucoup de la diète que le malade suivra. Se basant sur ce point de vue, Hammond croit que les épileptiques adultes doivent éviter

---

1. HAMMOND. The diet in epilepsy. *Merk's bulletin*, 1892.

toute nourriture qui leur a jamais fait du mal. Le mieux en général pour ces malades serait une quantité modérée de substances protéines graisseuses et de celluloses. Le lait doit être mis au premier plan et doit être pris d'une manière suivie et régulière jusqu'à ce que les accès disparaissent pour deux ou trois mois. Il est surtout à recommander aux enfants. Si l'épilepsie est la suite d'une lésion organique du cerveau, une certaine diète doit être suivie pendant toute la vie, car il est impossible de remédier aux altérations hystologiques du cerveau et la fréquence des accès dépend de beaucoup de la diète que le malade suit.

Dans sa conférence sur l'épilepsie, le P⁺ Nothnagel [1] dit dans le chapitre sur le régime des épileptiques : « tous les liquides contenant de la théobromine, de la caféine et de l'alcool doivent être absolument interdits... Le malade doit soigneusement éviter tout ce qui peut provoquer un accès, la fatigue, par exemple, l'excitation psychique, un estomac trop chargé. Il doit se coucher à une heure fixe... Je prescris aux épileptiques de suivre régulièrement le

1. NOTHNAGEL. Epilepsie, ihr Wesen und ihre Behandlung. *Wiener medic. Presse*, 1893.

régime végétarien... Nous pouvons fort bien nous imaginer que l'absence de l'excitation, produite par la viande, a une bonne influence sur les nerfs. Du reste la question n'est pas résolue, si cette bonne influence du régime végétarien ne doit pas être attribuée à l'abstinence des substances alcooliques. Il y a des cas où une diète exclusive de lait donne de bons résultats, si les malades ont assez d'énergie pour la suivre rigoureusement. Il est incontestable que ce changement total du régime doit avoir une influence sur les maladies. Si après deux ou trois mois les malades déclarent ne plus être en état de prendre du lait, on leur conseille de manger des légumes, ensuite de la viande blanche et seulement beaucoup plus tard toute espèce de viande. Il y a des cas, paraît-il, où le fluide électrique fait du bien ».

Short[1] a essayé différente espèce de diète en même temps qu'une cure de bromures et les résultats qu'il a obtenus sont très intéressants. 43 épileptiques mis à la diète ordinaire des hôpitaux et faisant une cure de bromures, eurent 3 001 accès épileptiques pendant une année, ou 14,37 par jour. Ensuite,

1. SHORT. Observation on the treatement of epilepsy. *Brit. med. Journal*, 1895.

toujours à la même diète, égale pour tous, ils prirent pendant onze semaines du natrum boracicum et de la gentiana, — le nombre d'accès par jour donna le chiffre de 14,096. Les six semaines suivantes les malades reçurent moins de viande et comme médecine des bromures — le nombre d'accès n'atteint que 9.28 par jour. Les quatre semaines suivantes ils reçurent la même portion de viande mais au lieu de bromures du natrum biboracicum, la moyenne de la fréquence des accès fut 10,8 par jour. La ration de viande diminuée sans médicament donna la moyenne de 12.09 par jour. La conclusion qu'on peut tirer de ce fait est, qu'en diminuant la quantité de viande, on diminue la fréquence des accès.

Les accès épileptiques étant souvent de nature toxique, Kiernan [1] envisage la diète comme moyen thérapeutique suprême. Il met au premier plan le lait ; on peut y ajouter une petite quantité de viande blanche, etc. ; l'eau doit être prise en grande quantité.

Hughes [2] vient de recommander aux épileptiques

---

1. KIERNAN, Encephalic and late epilepsy. *The alienist and neurologist*, 1897.

2. HUGHES. The succesful medical management of epilepsy. *The alienist and neurologist*, 1899.

la diète suivante : du lait, des légumes, une nourriture végétarienne, une viande légère et des médicaments toniques.

Ziehen [1] recommande d'exclure de la diète des épileptiques non seulement le thé, le café, le chocolat, l'alcool et le tabac, mais même le bouillon, car ce dernier contient de la créatine et de la créatinine, ainsi que des phosphates acides.

Haig [2] insiste de nouveau sur l'importance de la diète dans le traitement de l'épilepsie et de la migraine ; il trouve que toute espèce de nourriture qui donne une grande quantité d'acide urique et de ses ingrédients, comme le poisson, le gibier, toute espèce de viande, les œufs, le thé, le café, le cacao, doivent être interdits. La nourriture doit se borner à du fromage, du lait, des fruits ne contenant pas d'alcaloïdes, et des légumes, des légumes féculants surtout.

Godd [3] pense que chaque intoxication de l'organisme peut contribuer à l'apparition d'accès épilep-

1. ZIEHEN. Beiträge zur Opien-Brombehandlung der Epilepsie. *Therapeutische Monatshefte*, 1898.

2. HAIG. The Diettreatement of headache, epilepsy, etc. *The Brain*, 1897.

3. GODD. Note on the management of the toxic element in the treatement of epilepsy. *The Chicago medical Record*, 1898.

tiques, c'est pourquoi il faut combattre ces intoxications de toute manière. En partant de ce point de vue, Dodd recommande de nourrir les épileptiques exclusivement de lait, de fruits, de légumes, de poisson, de leur donner autant d'air frais que possible et de faciliter l'évacuation des produits de la métamorphose inverse.

Maurice Fleury [1] trouve qu'en traitant l'épilepsie, il faut faire sérieusement attention aux organes de la digestion et de la circulation du sang. La diète des épileptiques doit être telle à ne pas exciter les voies digestives.

Il y a dix ans, j'ai exprimé dans un ouvrage l'opinion qu'en diminuant la ration de viande, on diminuait la fréquence des accès épileptiques et j'ai dit que la viande et le gibier étaient une nourriture qui convenait mal aux épileptiques en général et surtout à quelques-uns d'entre eux. Je basais mes conclusions en partie sur les données littéraires, très pauvres à cette époque-là, en partie sur quelques idées théorétiques sur les intoxications, ainsi que sur ma propre expérience. Pour le moment cette ques-

---

1. Maurice FLEURY. Quelques remarques sur le traitement de l'épilepsie. *Revue gén. clinique*, 1898.

tion est beaucoup mieux approfondie. Premièrement le fait est établi que dans beaucoup de cas l'épilepsie est basée sur une diathèse arthritique ou sur d'autres auto-intoxications et intoxications. Secondement : que dans tous les cas d'épilepsie le procès de la métamorphose est troublé. Troisièmement : les observations cliniques, constatées par des professeurs distingués, sur le mal que la viande fait aux épileptiques, se sont multipliées. Tout ceci me donne le droit de me prononcer avec beaucoup plus d'assurance contre la viande pour les épileptiques. Mon expérience personnelle, faite pendant ces dernières années, me confirme encore plus dans l'idée que les espèces de viande qui contiennent des substances extractives sont loin d'être indifférentes aux épileptiques en général et sont positivement nuisibles à quelques-uns d'entre eux, c'est pourquoi j'insiste pour que mes malades épileptiques soient très prudents par rapport à la viande. Je leur défends tout à fait le gibier, comme contenant le plus de substances extractives et excitantes. Je permets de manger du bœuf, contenant moins de substances extractives, mais pas tous les jours et en petites quantités ; je le permets surtout dans le cas où je remarque une grande anémie, une faiblesse et un épuisement de l'organisme. Le mieux est de donner de la poudre de viande, par une once matin et soir.

Je permets volontiers aux épileptiques de manger du veau, du mouton, de la volaille, du poisson, ainsi que du caviar. Ma propre expérience me pousse à être très prudent dans l'autorisation de toutes les espèces de viande. Je défends la viande surtout aux épileptiques pléthoriques, ou qui souffrent de congestions de sang à la tête.

Si nous ne conseillons pas de donner aux épileptiques de la viande, quelle est l'espèce de nourriture qui doit leur être prescrite? Nous envisageons comme nourriture la plus appropriée à toutes les formes de l'épilepsie le lait et la nourriture végétarienne. Bryant[1] a trouvé que le régime du lait, suivi assez longtemps, diminue très souvent la fréquence, ainsi que la violence des accès épileptiques et améliore en même temps l'état physique général du malade. Je puis de même certifier la bonne influence du régime prolongé de lait sur les épileptiques; cependant elle exige quelques mesures de précaution. (P. Kovalevsky.)[2] Ce dernier temps

<hr>

1. BRYANT. Epilepsy and its treatement. *State Hospital's Bulletin*, 1896, 4.

2. P. KOVALEVSKY. Hygiène et traitement des névropathes, 1898.

Wildermuth[1] et Kiernan[2] se sont aussi prononcés pour le régime de lait et le régime végétarien pour les épileptiques. Toute espèce de fruits, les substances sucrées, graisseuses et amylacées, certainement en quantité raisonnable, peuvent très bien nourrir l'organisme de l'épileptique sans lui nuire. A Bielefeld on a nourri une partie des épileptiques de viande et l'autre principalement d'une nourriture végétarienne ; il en résulta que les accès du premier groupe devinrent plus fréquents et ceux du second groupe, au contraire, plus rares ; c'est pourquoi il y est reçu maintenant de nourrir les épileptiques principalement de lait et d'une nourriture végétarienne.

Outre la qualité de la nourriture des épileptiques, il faut faire attention à la quantité prise à la fois. Il ne faut jamais surcharger l'estomac d'un épileptique par une trop grande quantité de nourriture, prise à la fois, aussi faut-il veiller à ce que les intestins ne soient pas chargés et les débarrasser à la moindre constipation. Il ne faut non plus tomber dans un autre extrême et donner des purgatifs trop violents ;

1. WILDERMUTH. Zeitschrift für Behandlung Schwachsinniger und Epileptiker, 1897.
2. KIERNAN. *The alïenist and neurologist*, 1897.

càr une évacuation trop subite de l'estomac peut servir de cause au système nerveux central à un accès. Dans ces cas l'eau amère du Caucase sert de très bon purgatif.

Aussi faut-il prévenir les malades que leur dernier repas doit être pris deux heures avant le sommeil, afin qu'ils ne s'endorment pas avant que la digestion ne soit terminée.

Il y a des cas d'épilepsie qui se développent chez des personnes obèses et pléthoriques. Les malades mènent pour la plupart un genre de vie trop sédentaire. Leur appétit est excellent et ils aiment à faire bonne chair. Ces malades-là doivent être soumis à une diète de lait et d'aliments végétatifs très sévère et doivent employer tous les moyens qui accélèrent la métamorphose, comme travail physique forcé, l'hydrothérapie, l'électrohydrothérapie, de légers purgatifs, des eaux minérales, etc.

*Liquides*. — Nous n'avons rien contre cela si les épileptiques aiment à prendre un coup de trop, seulement cela doit être de l'eau pure ou du lait. On peut aussi leur permettre de prendre de l'eau de seltz, de l'eau de soude, du cidre, ainsi que du kvas et de l'eau au confitures. *L'eau-de-vie, le vin, la bière* et toutes autres formes de *liquides alcooliques doivent être positivement interdits* aux épileptiques. Nous sommes même contre le koumysse, car lui aussi contient de l'alcool ; nous tâchons autant que possible d'éviter l'alcool dans les médicaments, car j'ai été moi-même témoin, comment quelques gouttes d'alcool avaient provoqué la réapparition d'accès ; même le séjour dans une atmosphère chargée d'alcool offre un grand danger. Nous insistons sur ce principe non seulement dans les cas où la cause de l'épilepsie est l'alcoolisme des parents ou du malade lui-même, mais dans tous les cas d'épilepsie, sans exception. Le thé peut être admis, mais en petite quantité, le café, le chocolat et d'autres excitants doivent plutôt être entièrement évités, du moins pendant le temps du traitement ; si nous les admettons, ce n'est qu'en très petite quantité.

En revanche nous recommandons beaucoup aux épileptiques les eaux minérales, comme Vichy-Célestin, Essentouky N° 4, Narzane, et autres. Si les moyens du malade le permettent, il n'y aurait pas de mal si ces eaux faisaient constamment partie de sa table. Les eaux carbono-acides et alcalines sont surtout à conseiller dans les cas d'épilepsie basés sur une diathèse arthritique, sur l'auto-intoxication et l'intoxication.

Le *tabac* est absolument défendu. Hughes, Alexander et d'autres l'interdisent aussi.

En ce qui concerne la *demeure* des épileptiques, il est à désirer qu'elle soit spacieuse et qu'elle contienne une quantité suffisante d'air frais.

Les personnes dont les accès épileptiques manifestent la tendance à l'hypérémie du cerveau et aux congestions de sang, doivent dormir sur un coussin assez haut, tandis que les personnes pauvres de sang, dont les accès manifestent l'anémie du cerveau, doivent avoir la tête bas pendant le sommeil.

La paresse engendre tous les vices: ce proverbe, vrai en général, peut en particulier se rapporter aux épileptiques. Leur journée ne doit pas passer dans l'oisiveté; les personnes vouées à un rude travail physique devraient avoir des occupations plus faciles, qui ne surmènent pas leur organisme; un *travail physique* systématique est très utile aux personnes menant un genre de vie sédentaire, car il contribue à une bonne nutrition de l'organisme et fortifie le système nerveux. Spartling [1] conseille de placer les épileptiques dans des établissements où on leur imposerait un genre de vie régulier, une nourriture

_______

1. SPRATLING. *The state Bulletin hospital*, 1897.

appropriée et un travail utile, à l'air frais. A son avis le travail physique contribue premièrement à régulariser la respiration et la circulation du sang et à débarrasser l'organisme des produits de la métamorphose inverse, secondement un travail physique un peu forcé peut, peut-être, contribuer à la décharge du surplus d'énergie nerveuse et à la diminution de la fréquence des accès, troisièmement un travail forcé des organes périphériques a une influence fortifiante sur les centres et les préserve de l'influence anormale des impulsions pathologiques.

Le travail physique est nécessaire à l'épileptique encore à un autre point de vue. Une bromuration prolongée affaiblit et exténue même parfois l'organisme, Pour parer, à cet effet fâcheux il faut très bien nourrir le malade. Cependant, si ce dernier mène un genre de vie sédentaire, une nourriture surabondante peut par elle-même être une des causes de l'apparition des accès. C'est dans ces cas que le travail physique est absolument indispensable. Les expériences de Brown-Séquard ont démontré que si les petits cochons de mer sur lesquels on expérimentait étaient enfermés dans des cages et étaient privés de mouvement, tout en recevant une nourriture surabondante, leurs accès d'épilepsie devenaient plus fréquents ; si, au contraire, tout en recevant la même nourriture ils restaient en liberté et faisaient assez de mouvement, leurs accès épileptiques disparaissaient même tout à fait pour quelque temps. Le mouvement est en outre très utile à ceux des épileptiques dont la maladie est basée sur la pléthore, un engraissement de l'organisme et l'auto-intoxication ; pour ces malades-là de l'exercice à l'air frais serait très à désirer.

En recommandant aux épileptiques le travail physique, il ne faut pas perdre de vue qu'il arrive à quelques-uns d'eux d'avoir des attaques de furie subites ; il ne faut donc pas leur donner d'outils de travail en main qui puissent leur faire du mal pendant l'attaque.

Le genre de vie de tous les épileptiques doit être régulier et uniforme ; tous les excès, tout ce qui s'écarte de ce genre de vie accoutumé, leur est très nuisible. Leur sommeil doit aussi être régulier, c'est-à-dire à des heures fixes (de 11 à 6 heures) et de durée égale.

La manière d'être des personnes qui les environnent est très importante pour les épileptiques. Dans l'éducation des enfants épileptiques nous rencontrons ordinairement deux extrêmes : ou bien les parents et les personnes proches leur témoignent trop d'attention ; par pitié pour leur malheur et de crainte de les agacer, ils sont trop indulgents, n'exigent rien d'eux et cèdent à tous leurs caprices. Ce régime rend les enfants volontaires, capricieux et insolents et leur caractère épiletique ne s'en développe que plus vite. D'autres parents, au contraire, envisagent les enfants épileptiques comme de malheureux petits êtres disgraciés par la nature et les négligent complètement. L'intelligence de ces enfants baisse de plus en plus et ils s'acheminent peu à peu vers l'idiotie.

L'enfance se passe. Il est temps d'entrer à l'école. Mais à l'école aussi on est injuste envers eux. On les évite, on s'éloigne d'eux, les camarades ne les reçoivent pas dans leur cercle, on les croit dangereux et capables de rien. Grâce à un pareil traitement les malheureux ne peuvent en effet pas suivre le cours et sont exclus de l'établissement.

Le moment vient de leur trouver une occupation, de leur donner un gagne-pain. Mais telle profession ne leur convient pas, telle autre surpasse leurs forces ou la capacité leur en manque.

C'est ainsi que la vie se déroule devant eux, cruelle et injuste, comme couverte d'un voile noir.

Et cependant, beaucoup d'entre eux pourraient être bons travailleurs, capables, zélés et honnêtes, membres utiles de la société et bons serviteurs de leur patrie. Que faire pour s'affranchir de cette injustice et de la cruelle indifférence qu'ils rencontrent partout ?

Nous sommes profondément convaincus que les épileptiques doivent être traités comme tous les hommes bien portants. Pendant leur enfance ils doivent être traités comme tous les enfants. Aux écoles on ne doit pas faire de différence entre eux et les autres, il faut les laisser libres dans le choix de leur profession. Cela leur donnera des forces, de l'énergie et du courage, les soutiendra dans leur travail et leurs occupations et leur permettra de se croire égaux aux autres membres de la société et de leur patrie.

On demande souvent conseil aux médecins, s'il ne faut pas cesser les occupations intellectuelles d'un garçon ou d'une petite fille chez lesquels l'épilepsie se déclare et s'il ne faut pas les prendre de l'école qu'ils fréquentent ? Nous sommes positivement contre l'un et contre l'autre. Les occupations intellectuelles modérées et menées d'une manière rationnelle ne font non seulement pas de tort à l'épileptique, mais, au contraire, elles lui sont même utiles. Je ne vois non plus de raison, pourquoi l'on prendrait de l'école des enfants épileptiques, privant par là de la possibilité de recevoir une éducation des gens souvent très bien doués. Les directeurs des établissements scolaires excluent souvent des élèves dès qu'ils apprennent que ceux-ci souffrent d'épilepsie, de crainte que la maladie ne passe à d'autres élèves et ne donne une épidémie d'épilepsie. D'après nous, cette crainte est une *erreur bien grossière*. L'épilepsie n'appartient pas au nombre des maladies nerveuses contagieuses, comme l'hystérie, la chorée et d'autres. Il est vrai que la vue d'un accès épileptique fait une impression très pénible sur les personnes qui le voient, mais c'est une erreur de croire que ce spectacle puisse provoquer un accès chez d'autres enfants. L'épilepsie ne doit pas être une raison pour éloigner un élève de l'école, surtout si les accès n'arrivent que rarement. En revanche nous sommes tout à fait contre cela que des épileptiques fréquentent les bals, les théâtres et d'autres spectacles publics, car ces derniers ont une influence très excitante et peuvent provoquer un accès,

Bérillon [1] a récemment publié un ouvrage dans

1. Bérillon: La suggestion hypnotique dans l'éducation des épileptiques, 1898.

lequel il conteste très énergiquement l'opinion de beaucoup de médecins que les épileptiques ne doivent pas continuer leurs études. Il trouve qu'empêché d'apprendre, le patient perd la faculté de concentrer son attention, et n'ayant aucunes connaissances, il s'habitue à l'oisiveté; en outre le malade est privé de l'influence puissante de l'école, c'est-à-dire de l'éducation entre égaux, ce qui peut complètement détruire en lui le principe de la sociabilité. Éloigné de l'école et des études, l'enfant est privé de tous les plaisirs et de toutes les distractions que la vie entre camarades donne, ce qui développe de plus en plus sa tendance aux impulsions instinctives : il devient irritable, indiscipliné et colère. Voisin et Féré étaient les premiers à insister qu'il ne faut pas passer les caprices aux enfants épileptiques et Bérillon partage complètement cette opinion. Il envisage comme préjugé injuste et nuisible de refuser aux enfants épileptiques la permission de fréquenter l'école, sous prétexte que la vue de leurs accès peut faire gagner la maladie aux autres élèves, car jamais personne n'a fait l'observation que l'épilepsie pouvait se gagner par contagion.

Le comité de protection des épileptiques à Londres (Departemental Committee on defective and epileptic children)[1] est de l'opinion que les épileptiques dont la maladie est de forme bénigne, c'est-à-dire dont les accès sont peu fréquents et peu violents, et qui ne manifestent aucun désordre psychique, peuvent être élevés en société d'enfants bien portants. Il faut seulement que le maître les ait constamment en vue et qu'il fasse attention à ce qu'ils ne se surmènent pas par le travail.

Le dessin, la musique, le jardinage, le billard, etc., sont des occupations très à recommander et très utiles aux épileptiques, certainement sans exagération, comme toute chose. Il est en général très utile de soumettre ces malades à une certaine discipline et de tracer à leur conduite des limites qu'ils ne doivent pas enfreindre.

On a souvent débattu la question si les *rapports sexuels* sont permis aux épileptiques. On est frappé avant tout par la ressemblance dans la manière de se manifester de l'acte des rapports sexuels avec un accès épileptique ; peut-on permettre aux épileptiques l'acte qui imite en quelque sorte l'accès épileptique? Il a été observé en outre que chez quelques épileptiques l'accès convulsif se déclare

---

1. *British medical Journal*, 1898.

après l'acte des rapports sexuels. Il y a enfin des cas où l'accès épileptique se déclare pendant l'acte même. Tout ceci parle en faveur de la défense des rapports sexuels aux épileptiques, ou du moins de la nécessité de les limiter autant que possible. Malgré tous ces arguments nous ne trouvons pas raisonnable d'interdire aux épileptiques les rapports sexuels, car nous tâchons de combattre non les symptômes de la maladie, mais la diathèse épileptique même. Nous conseillons seulement d'éviter les excès sous ce rapport.

Voici les bases principales du régime hygiénique et diététique des épileptiques. Nous croyons pouvoir modifier par ce régime l'état pathologique des centres nerveux, les rendre plus résistants, capables de fonctionner plus régulièrement, ainsi que de décharger le surplus de leur énergie d'une manière normale. En procédant de la sorte, nous espérons pouvoir atteindre la régénérescence voulue dans beaucoup de cas de la maladie. Le traitement par des médicaments, mené de front avec ce régime, peut être d'une grande utilité, mais il ne sera jamais au premier plan, il ne jouera qu'un rôle secondaire.

*Médicaments*. — Dès qu'il y a le moindre soupçon que telle ou autre personne peut avoir l'épilepsie, il

faut procéder immédiatement à un traitement énergique et systématique, pour ne pas donner le temps
à la maladie de se développer et pour la guérir
radicalement. C'est avec raison que Seguin[1] conseille
de faire extrêmement attention aux convulsions qui
arrivent dans l'enfance et de les traiter immédiatement, même sans être positivement convaincu de
leur nature épileptique ; il vaut mieux de soumettre
l'organisme inutilement à un traitement anticonvul-
sif que de donner aux convulsions la possibilité de
se développer en épilepsie. Les attaques convulsives
qui arrivent pendant les premières menstruations ne
sont non plus envisagées assez sérieusement, car
bien souvent ces convulsions-là sont aussi de caractère épileptique. Bancroft[2] dit : Chaque mouvement musculaire a la tendance de se manifester dans
la direction qui lui offre le moins de résistance,
c'est celle qui a déjà été prise une fois et qui se
répète. C'est la raison pourquoi dès le début de
l'épilepsie il faut tâcher de l'arrêter aussi vite que
possible pour qu'elle n'ait pas le temps de s'invé-

1. Seguin. Epilepsy. *The Boston medical and Surgical Journ.*.
1891.
2. Bancroft. Automatic muscular movements among the insane.
*Journal of psychologie*, 1890, 4.

térer et que les convulsions ne deviennent un mouvement automatique et habituel. Cowles y appuie avec plus d'insistance encore ; il dit : Chaque nouveau mode d'activité provoque la tendance de l'appareil fonctionnel à le répéter. C'est ainsi que la force de la répétition et de la pratique crée celle de l'habitude, qui domine toutes les fonctions des mécanismes physiques et psychiques et qui a une base physiologique. Cette force a le même effet sur la tendance à répéter les mouvements et les actions morbides. Toutes ces raisons forcent les médecins à faire sérieusement attention à toutes les manifestations convulsives dans l'enfance et à prendre contre elles les mesures les plus énergiques, même si les convulsions n'étaient pas de caractère épileptique.

Un très grand nombre de médicaments ont été essayés dans l'espoir de guérir l'épilepsie. On peut dire sans exagération que presque chaque nouveau médicament a été essayé avant tout contre l'épilepsie et tous ils ont donné le même résultat négatif. On a essayé de l'atropine, de la faba calabris, de la belladonna, de la strychnine, de l'argentum nitrium, de l'arsenicum et une quantité d'autres préparatifs.

Entre tous ces médicaments ce sont les bromures qui sont le plus renommés pour leur effet anti-

épileptique. La médecine connaît beaucoup de préparatifs de bromures, mais elles ne sont guère toutes
également répandues et employées. D'abord c'est
le kalium bromatum qu'on préférait, mais comme
pour atteindre de bons résultats il faut prendre les
bromures en grande quantité et pendant très longtemps, on remplaça bientôt le kalium, qui est un
toxique musculaire et surtout cardiaque, par du
natrium et c'est ce préparatif qui est le plus répandu
pour le moment.

Seguin [1] préfère le Nat. Br. aux sels des kali par
la raison que le premier contient plus de brome
(77 pour 100), n'a presque pas de goût et irrite
moins les voies digestives. Quant à moi, je prescris
aussi les sels de natrium ou ceux d'ammonium et de
lytium. Le D<sup>r</sup> Erlenmeyer conseille pour plus d'effi-
cacité d'employer le kalium, le natrium et l'ammonium bromatum réunis. Ball [2] préfère le trépied
suivant : Zincum oxydatum, belladonna et natrium
et ammonium bromatum. Dans les cas basés sur
un arthritisme héréditaire ou personnel j'ai vu de
bons résultats atteints par le lytium bromatum

1. SEGUIN. Lectures on some points in the treatement and management of Nervous, 1891.
2. BALL. L'encéphale, 1882.

seul ou joint à du natrium bromatum. Comme l'effet des bromures est proportionnel au positivisme et au poids atomistique de chaque métal qu'elles contiennent, Laufenauer [1] a trouvé que le plus de poids et par conséquent, le plus d'effet avait la bromure de rubidium, qu'on produit en même temps que l'ammonium bromatum. Il en a vu de très bons résultats. D'après Rottenbiller [2] cette bromure n'a d'effet que si on la donne en doses de 4 à 6 grammes pro die.

Voulant éviter les symptômes d'une bromation chronique, le Dr Goubert [3] donnait de l'aurum bromatum et trouve que cet bromure est un très bon anti-épileptique. Les doses d'aurum bromatum, le mieux en solution, sont de 0,008-0,012 gramme et de 0,003-0,006 pour les enfants. On prend ces doses pendant 15 à 18 mois. Les accès de la maladie se répètent de plus en plus rarement et disparaissent enfin complètement. Quant à moi, je n'ai jamais vu de bons résultats à la suite du traitement de l'épilepsie par de l'aurum bromatum.

Bourneville [4] a donné dans 18 cas d'épilepsie de

---

1. Laufenauer. *Allgemeine medic. centr. Zeit.*, 1889, 55.
2. Rottenbiller. Ueber das Rubidium-Ammoniumbromid, ein neues Anti-epilepticum. *Centralbl. für Nervenheilkunde*, 1889.
3. Dr Goubert. Nouveau traitement de l'épilepsie, 1889.
4. Bourneville. *Le Progrès médical*, 1889, n° 25.

le bromure de nickel ; 17 de ces cas ont donné un aggravement de la maladie, de sorte qu'il ne serait pas juste dans l'avenir de prescrire du bromure de nickel aux épileptiques. Deny[1] a donné du bromure de strontium (14-6 grammes) et en a eu de bons résultats dans plusieurs cas.

D'après les expériences de Harris[2] le strontium bromatum n'agit pas mieux que les autres bromures. Bourneville[3] a eu de très bons résultats en traitant les vertiges épileptiques chez les enfants et chez les jeunes gens par de la camphora monobromata. Böhme[4] conseille beaucoup de bromalium purissimum, mais ce préparatif est trop cher. Ce tout dernier temps j'ai donné du bromaline au lieu de natrium bromatum et je ne puis pas en dire de mal jusqu'à présent, ce qui confirme les observations de Rohrmann[5]. On le donne par doses de 9,0 à 12,0 pro die en poudre ou avec du syr. aurantior.

La bonne réputation que les bromures ont acquise comme remède anti-épileptique est tout à fait méritée ;

1. DENY. Le traitement de l'épilepsie. *Progrès médical*, 1893.

2. HARRIS. Some observations on the treatement of epilepsy. *State Hospital's Bulletin*, 1896, 4.

3. BOURNEVILLE. *Progrès médical*, 1893.

4. BÖHME. *Allgem. Zeitsch. für Psychiatrie*, B. 35.

5. ROHRMANN. *Therap. Wochenschrift*, 1897.

il faut seulement les prendre en grande quantité et pendant longtemps.

La dose des bromures ne peut certainement pas être la même pour tous les malades et dépend de l'individualité de chacun. Tandis que quelques malades supportent facilement de 20 à 30 grammes par jour, d'autres en prennent facilement de 150 à 200 grammes. Les enfants, les garçons surtout, supportent les bromures bien mieux que les grandes personnes. C'est dans l'épilepsie idiopathique que les bromures ont le plus d'effet, dans d'autres formes elles ne jouent qu'un rôle secondaire. En suivant attentivement le traitement de l'épilepsie et l'effet des bromures, on remarque que beaucoup de malades en supportent facilement de très grandes quantités, de 12 à 20 grammes par jour ; il est cependant à douter qu'il soit nécessaire d'en prendre d'aussi grandes.

D'après l'avis de Gauster [1] les bromures font du mal et doivent être remplacées par d'autres remèdes dans les complications suivantes : 1° à l'apparition de désordres sérieux de la digestion ; 2° quand un catarrhe des sommets des poumons peut être cons-

1. GAUSTER. *Wiener med. Presse*, 1889.

taté ; 3° quand le malade a des plaies ou d'autres affections cutanées. Seguin dit que la présence d'une lésion organique du cerveau, ainsi que les défauts et les faiblesses du cœur augmentent la susceptibilité des malades à l'effet des bromures ; il vaut mieux donner dans ces cas le brome avec de la digitale. L'état épuisé de l'organisme ne peut être envisagé comme motif empêchant de donner des bromures, car en mettant le malade à un certain régime, on peut facilement augmenter son poids, même en continuant à donner des bromures.

La brommation ou l'empoisonnement par du brome se manifeste par les symptômes suivants : diminution des réflexes du palais mou et du larynx, de la somnolence le jour, une faiblesse générale, une démarche vacillante, une expression du visage terne et hébétée, une aphasie partielle, un affaiblissement des capacités intellectuelles, une activité plus énergique de la peau, une odeur caractéristique de la respiration, la perte de l'appétit, une langue chargée, etc. D'après Seguin, l'apparition d'acné sur la peau ne peut servir de motif pour diminuer ou augmenter la dose des bromures, les ébullitions cutanées, pouvant être provoquées par les particularités individuelles de la peau du malade ou par d'autres désordres de son organisme. Il faut cependant avouer que ces ébullitions sont d'un très grand inconvénient et doivent être énergiquement combattues, ce qui ne réussit pas toujours. Parfois du pulv. tanaceti vulgaris par 2 grammes deux fois par jour est d'un bon effet contre les ébullitions; dans d'autres cas ce sont des bains, de légers purgatifs, des eaux minérales, de l'arsenic qui font du bien. Féré [1] a vu de bons résultats obtenus par l'antisepsie de l'intestin au moyen de naphtol et de bismuth salicylicum pris intérieurement. Beaucoup de médecins conseillent de prendre le brome dans des eaux minérales alcalines; j'ai vu moi-même un bien meilleur effet des bromures pris dans de l'eau de Narzane ou d'Essentouky.

Cependant, une cure de bromures prolongée peut provoquer des affections de l'organisme assez sérieuses. D'après Agostini [2] ces affections comprennent : des bronchites, des gastro-intérites, des néphrites, des attaques nerveuses, des vertiges, un épuisement de forces général, de l'anémie, etc. Ces affections

---

1. Féré. Brommation et antisepsie intestinale. *Neurol. Centralbl.*, 1890, 23.

2. Agostini. Contributo all'azione de bromuro di potassio nella cura dell'epilessia. *Rivista sperimentale di fren.*, 1891.

sont telles, qu'elles exigent à être prises en considération, il faut cependant avouer qu'elles n'arrivent que rarement.

Petit [1] conseille d'observer les règles suivantes en donnant les bromures : au commencement leur dose ne doit pas surpasser 1,5-2 grammes par jour ; ensuite il faut les augmenter tous les quinze jours de 0,5-1 gramme et atteindre le maximum dans trois à quatre mois : ce maximum doit être de 6-9 grammes pro die.

Huchard [2] commence aussi par de petites doses et arrive peu à peu à 6-8 grammes, rarement à 10-12 grammes pro die. Comme le brome s'élimine très vite par l'organisme et il est à désirer que son effet soit continu, Huchard conseille de le donner par petites doses, mais à plusieurs reprises pendant la journée. Si les accès arrivent la nuit, il faut donner une dose de brome considérable pour la nuit, pour suspendre l'accès qui peut venir ou atténuer sa violence. Ce genre de traitement doit être continué pendant plusieurs années.

Legrand du Saulle donnait le brome, lorsque le

1. PETIT. *Zeitschrift für Therapie*, 1890.
2. HUCHARD. Traitement de l'épilepsie. *Revue génér. de médecine*, 1890.

traitement était prolongé, tous les deux jours pendant
la première moitié du mois et tous les jours pendant
la seconde moitié. 18 mois après le commencement
du traitement il donnait les bromures chaque troisième jour de la première moitié du mois et tous les
jours pendant la seconde : encore dans deux ans
chaque quatrième jour de la première moitié et tous
les jours de la seconde moitié du mois.

Stewart[1] trouve que si les accès n'arrivent que
2-3 fois par an, il est inutile de donner des bromures. Il est à douter que cette opinion puisse être
partagée, car les accès, d'abord rares, peuvent peu à
peu devenir plus fréquents et une épilepsie qui dure
depuis longtemps, exige un traitement bien plus
énergique que celle qui vient d'apparaître. Seguin[2]
suit une autre méthode : il donne de grandes doses
de bromures jointes à un régime fortifiant dès le
début de la maladie, jusqu'aux premiers symptômes
de la bromuration. Il prescrivait dans ce but des
doses de 45 à 200 grammes de bromures pro die,
prises dans une eau minérale alcalique. Cette quan-

1. STEWART. The diagnosis and treatement of epilepsy. *Montrea
medical Journal*, 1895.

2. SEGUIN. Lectures on some points in the treatement and management of nervous.

tité doit être prise dans un intervalle de 6 heures, ou bien, si l'heure des accès n'est pas connue, pendant les 24 heures. La maladie est envisagée comme guérie, si les accès n'apparaissent pas pendant trois ans, après quoi Seguin commence peu à peu à diminuer les doses de bromures.

Agostini [1] commence par 4 grammes de bromures pro die et monte peu à peu jusqu'à 20 grammes ; il eut de bons résultats de ce traitement dans 85, 9 pour 100, dont 53,4 pour 100 donnèrent une guérison complète et le reste une amélioration considérable. Les bromures étaient pris le matin avant de manger et le soir. D'après l'opinion d'Agostini, une cure de bromures continue et bien appliquée prolonge positivement la vie des épileptiques.

Il y a beaucoup de méthodes différentes pour les cures de bromures, proposées par un grand nombre de cliniciens.

Nous indiquerons entre toutes ces méthodes celle qu'on pratique à Bielefeld, établissement spécial pour les épileptiques. On met 5 dr. de kalii ou de natrii bromati sur six onces d'eau ; le malade en

---

1. Agostini. Contributo all'azione de bromuro di potassio nella cura dell'epilessia. *Rivista sperimentale di freniatria*, t. XVII.

prend pendant la première semaine 3 cuillerées par jour, pendant la seconde 4, pendant la troisième 5, et ainsi de suite jusqu'à ce qu'il ait atteint 8 cuillerées qu'on prend consécutivement pendant trois mois ; ensuite on continue en diminuant chaque semaine d'une cuillerée. En descendant jusqu'à 3 cuillerées on s'y arrête pendant deux mois ; on fait de même avec 2 cuillerées, puis avec une. Il y a des cas où il faut donner des bromures de cette manière pendant des années.

Féré[1] suppose que les bromures ne guérissent pas l'épilepsie, mais ne font que diminuer la fréquence et la violence des accès, c'est pourquoi il conseille de donner aux épileptiques des bromures pendant toute leur vie ; les doses qu'il donne sans que l'organisme en souffre, à ce qu'il dit, sont très grandes (30,0 pro die).

A la fin de l'année 1899 Toulouse et Richet[2] publièrent la description d'un nouveau système de traitement de l'épilepsie, nommé *métathrophique,*

---

1. FÉRÉ. De la nécessité de la bromuration continue chez les épileptiques soi-disant guéris. *Revue de médecine,* 1895.

2. TOULOUSE et RICHET. Effets d'une alimentation pauvre en chlorures sur le traitement de l'épilepsie par le bromure de sodium. *Le Progrès médical.* 1899, 48.

qui consiste à remplacer les sels nécessaires à l'organisme, par d'autres pouvant agir thérapeutiquement sur l'irritabilité exagérée de l'épileptique. Dans ce but ils essayèrent de priver la nourriture du malade de sel commun en le remplaçant par des bromures. D'après leurs observations il se trouverait que l'organisme, privé de hydrochlorate de soude, présentera une réaction et une absorption plus énergiques des bromures ingérées, c'est pourquoi de moindres doses donneront les résultats voulus — de même que les signes de bromisme apparaîtront plus tôt que d'habitude. Le D^r Toulouse [1] propose le régime suivant privé de sel : Lait 1000.0 ; — viande de bœuf 300,0 ; — pomme de terre 300,0 ; farine 200,0 ; — deux œufs (70,0) ; — sucre 50,0 ; — café 10,0 ; — beurre 40,0. Cette nourriture sera répartie de la manière suivante : le matin un quart de litre de lait, à 11 heures café et pâtisserie aux œufs, lait, beurre et farine, à 3 heures soupe au lait avec sucre et farine, à 5 bouillon sans sel et viande bouillie, de même non salée, pommes de terre frites au beurre, non salées, lait comme boisson. Ce système métathro-

1. TOULOUSE. Traitement par les bromures et l'hypochloruration. *Gazette des hôpitaux*, 1900.

phique de traitement de l'épilepsie apparaît, à priori, très original et très attrayant, je l'ai essayé sur plusieurs de mes épileptiques, mais il serait prématuré de se prononcer sur sa valeur. Dans son dernier et bien beau travail, Maurice de Fleury [1] donne toute une série de nouvelles preuves cliniques, qui tendent à démontrer qu'une exaltation d'ensemble de toutes les énergies vitales précède l'attaque et qu'un profond épuisement nerveux la suit. L'action des bromures sur l'organisme rappelle de beaucoup celle de l'attaque, action modératrice de l'irritabilité corticale, de l'hypertension, etc., etc., mais employé seul ce précieux agent a cependant plus d'un inconvénient, qui se traduit par une diminution des forces vitales, un ralentissement de la nutrition, de la dépression mentale, etc., etc. C'est pourquoi M. de Fleury recommande d'ajouter à la médication bromurée, des stimulations mécaniques du système nerveux méthodiquement employées. J'ai aussi certainement observé plus d'une fois cette action trop dépressive des bromures et j'ai tâché de les combattre par un dosage rigoureux du médicament, par un régime approprié, un changement de vie et d'activité, etc.

---

1. Maurice DE FLEURY. Recherches cliniques sur l'épilepsie et sur son traitement, 1900.

Ayant un nombre suffisant de cas d'épilepsie idiopathique que j'envisage comme guéris (les accès ne sont plus revenus depuis dix ans), je me permets d'indiquer la méthode que je suivais en les traitant. Je compte comme terme le plus court, pour le traitement de l'épilepsie, deux ans.

Je partage presque toujours ces deux ans en quatre périodes, par une demi-année chacune. Pendant la première demi-année les malades reçoivent par 4,0 de bromure de natrium, ou quelque autre bromure. Comme presque dans tous les cas d'épilepsie il y a une hérédité ou autre prédisposition morbides, j'ajoute à la bromure de 0,2-0,3 de natrium ïodé. Cette quantité de natrium iodé et bromé se partage en 2 ou 3 parties égales et se prend deux ou trois fois par jour : le matin, une demi-heure ou trois quarts d'heure avant dîner et le soir, avant de se coucher, de préférence dans un verre de Narzane, de Vichy, d'Essentouky ou de lait. Il arrive que chez quelques personnes d'aussi grandes doses de bromures provoquent de coup un grand épuisement de forces, tout en arrêtant les accès. Dans ces cas les doses de bromures se diminuent considérablement pour quelques jours, parfois même on les suspend tout à fait pour quatre à cinq jours; on continue ensuite en donnant moins 4,o par jour, selon la force de résistance du malade. Pendant toute la première demi-année le brome doit être régulièrement pris tous les jours, sans interruption, même pendant les menstruations.

Quelques malades souffrent d'une diarrhée dès qu'ils commencent à prendre le brome, c'est pourquoi je conseille toujours à le prendre dans du lait, de l'eau alcaline, etc. Alexander conseille aussi de donner le brome dans de l'eau de soude.

Ce traitement ne peut donner de bons résultats, que si le malade est bien nourri pendant ce temps; on ajoute en plus à son régime ordinaire d'épileptique du lait et des aliments végétatifs. Si le malade a des symptômes de scrofule, il faut lui donner de l'huile de morue ou du fer iodé. Si même je remarque au commencement du traitement des symptômes très marqués de brommation, comme maux de tête, faiblesse, vertiges, ébullitions cutanées, etc., je n'abandonne jamais le traitement commencé, je ne le rends que moins énergique; les symptômes de la brommation disparaissent bien vite.

1. ALEXANDER. *Thé Lancet*, 1893.

D'un bon effet sont dans ces cas des eaux alcalines, des bains tièdes, des ablutions d'eau fraîche.

Sous l'influence d'un pareil régime, les accès diminuaient de fréquence au point de ne se répéter que trois fois pendant les derniers trois mois de la première demi-année. A la fin de la première année on donne au malade de 2 à 6 semaines de repos, après quoi le traitement recommence.

Pendant la seconde demi-année la dose journalière des bromures est de moitié moins grande, c'est-à-dire 2,0 de bromure de natrium et 0,1-0,8 de natrium iodé, pris à deux ou trois reprises dans une grande quantité d'eau. La diète reste forcée comme auparavant. Pendant cette demi-année les accès épileptiques ne se répètent pas du tout dans les cas qui se prêtent au traitement, et la fin de la demi-année il y a de nouveau un repos de 2 à 6 semaines, après quoi le traitement continue la troisième demi-année.

Pendant cette période je ne donne que des bromures, sans iode, 0,3-0,6 par jour dans beaucoup d'eau, en continuant toujours la nourriture forcée. Dans les cas qui se prêtent au traitement je n'ai jamais vu d'accès pendant cette période.

Pendant la quatrième demi-année je donne par

o,3 de bromure par jour ; au commencement tous les jours, ensuite tous les deux, trois, quatre, cinq, six jours et ainsi de suite jusqu'à n'en plus donner du tout.

Ces dernières années je donnais pendant les six semaines de la cure de bromure de petites doses de nitroglycérine. On peut aussi donner pendant ces intervalles de la Finct Simulo (faite de semences de Capparis coriacee) qui diminue, d'après ce qu'en disent White[1] et Eulenburg,[2] la violence ainsi que la fréquence des accès.

En traitant l'épilepsie d'après cette méthode, j'ai plus de cent cas de guérison, les accès n'apparaissant plus depuis dix ans.

Le brome a sans nul doute un effet puissant sur la suspension des accès épileptiques et contribue à faire disparaître la maladie même. On ne peut cependant pas dire qu'il soit un remède spécifique contre l'épilepsie. Il y a beaucoup de cas d'accès épileptiques où le brome n'agit pas du tout, ou n'agit que très faiblement. Il paraît que ces cas sont d'une autre nature, qu'ils sont joints à des complications,

1. WHITE. *The Lancet*, 1888.
2. EULENBURG. *Therap. Monatshefte*, 1888.

ou que la cure de bromure n'a pas été menée de la bonne manière. Le Dr Kraïnsky a raison en disant que les bromures ne font de bien contre l'épilepsie que prises en certaine quantité ; si l'on en prend trop peu, elles n'opèrent pas l'effet nécessaire sur l'organisme, si l'on en prend trop, elles peuvent même faire du mal ; la quantité qui convient varie pour chaque personne et dépend des individualités de chacun. D'après mon avis, cette remarque est tout à fait juste et doit être prise en considération. Il faut de même faire attention aux médicaments qu'on peut ajouter aux bromures en traitant l'épilepsie. Flechsig[1] a proposé en 1893 d'alterner le brome avec de l'opium. D'abord, pendant six semaines, il ne donnait au malade que de l'opium en commençant par 0,05 deux à trois fois par jour et en augmentant la dose de 0,25-0,35 jusqu'à 1,0 pro die. Ensuite l'opium se remplace du coup par du brome, pris en grandes doses, 7,5 ; on les diminue peu à peu jusqu'à 2,0 pro die. Son but est de rendre les bromures plus efficaces après la cure d'opium. Beaucoup de médecins ont suivi cette méthode de Flechsig, mais leurs expériences n'ont pas justifié

1. FLECHSIG. Ueber eine neue Behandlungsmethode der Epilepsie. *Neurolog. Centralblatt*, 1893.

les succès qu'on en espérait. Flechsig [1] lui-même s'en exprime avec beaucoup moins d'enthousiasme dans une seconde note qu'il a publiée à ce sujet.

Le P[r] Bekhtéreff [2] conseille de donner contre l'épilepsie des bromures jointes à de l'adonis vernalis et à de la codéine. Lui [3] dit que si la méthode de Flechsig est plus efficace dans les troubles psychiques de caractère épileptique, celle du P[r] W. Bekhtéreff est mieux supporté par l'organisme. Moeli [4] conseille d'ajouter au brome de l'atropine. Quant à moi je donne depuis plusieurs années avant de commencer le traitement de l'épilepsie, pour régler le système nerveux et l'action du cœur, la mixture suivante :

```
Rp. Natri bromat.    .      6,0
Finct. strophanti..  .      2,0
Cocaini muriatici.   .      0,1
Aq. flor. Naph.   .  .    180,0
```
Deux à trois cuillerées par jour dans du lait ou de l'eau minérale.

J'ai presque toujours observé de bons résultats de cette mixture, mais je ne lui attribue à elle, comme à d'autres médicaments combinés, qu'une influence

---

1. FLECHSIG. *Neurologisches Centralblatt*, 1897.
2. P[r] W. BEKHTÉREFF. Effets des bromures avec de l'adonis vernalis sur l'épilepsie. *Messager neurologique*, 1894.
3. LUI. *Rivista sperimentale di freniatria*, 1895.
4. MOELI. *Deutsche medic. Zeitung*, 1894.

générale sur tout l'organisme, mais non un effet spécifique sur l'épilepsie.

J'attribue beaucoup plus d'importance à une autre combinaison ; il y a tout un groupe de cas épileptiques dont les accès ont pour base une métamorphose trop lente, des auto-intoxications de l'estomac et des intestins, etc. Dans tous ces cas une cure de bromures n'a que peu ou pas du tout d'effet. Je conseille dans ces cas de dégager avant tout les intestins et de les désinfecter ; ce n'est qu'après cela que je donne des bromures, mais même dans ces conditions elles sont peu efficaces ; j'ajoute pour leur venir en aide des eaux minérales, surtout des eaux carbono-acides. L'effet des eaux minérales est plus important dans ces cas que celui des bromures, car leur rôle est d'empêcher la constipation et l'intoxication de l'organisme, c'est-à-dire d'agir radicalement sur la raison première de la maladie. Se basant sur ce même principe, Agostini[1] conseille d'ajouter à la cure des bromures un traitement antitoxique, c'est-à-dire d'éloigner au plus vite de l'organisme les toxiques par des purgatifs, des clismes, des lavages de l'estomac, des sudorifiques, et des diurétiques, du lait surtout. Ce traitement combiné augmente l'effet du brome et on peut diminuer les doses de ce dernier, tandis que sans ces mesures mêmes les grandes doses peuvent n'avoir aucun effet.

On se heurte parfois pendant la cure des bromures à des complications désagréables qui obligent à prendre des précautions, afin de les éviter. On rencontre le plus souvent un affaiblissement des muscles, de l'anémie, un épuisement des forces et même des symptômes de scorbut. Tous ces symptômes disparaissent dès que le malade suit la diète forcée indiquée plus haut, et je n'ai jamais eu à interrompre le traitement.

Les expériences de Macleod [1] prouvent que les bromures ont peu d'influence sur le développement de l'anémie chez les épileptiques ; il a analysé le sang des épileptiques qui avaient pris des bromures 3 grammes pro die dans la moyenne pendant 2, 12 et même 15 ans et il n'a trouvé dans le sang de ces malades aucune modification.

Le second inconvénient d'une longue bromuration est qu'elle provoque parfois une faiblesse intellectuelle. Ce symptôme n'apparaît aussi que dans les cas où la nutrition des malades n'a pas été renforcée

---

1. MACLEOD. *British medical Journal*, 1886.

pendant la bromuration. Ce qui me concerne personnellement, je n'ai jamais eu l'occasion d'observer ce symptôme à un degré plus ou moins grave, c'est pourquoi je ne l'envisage pas comme sérieux et je n'arrête presque jamais les occupations intellectuelles de mes patients. J'ai traité beaucoup d'étudiants et de collégiens qui, tout en suivant mon traitement, finissaient le cours sans avoir d'accès épileptiques et sans jamais doubler une classe ou un trimestre. Il est vrai que je déconseillais toujours des occupations forcées, chaque excès étant nuisible, même aux personnes bien portantes. Je suis de même positivement contre l'opinion que les bromures pris pendant longtemps et en grandes doses accélèrent la dégénération de l'épilepsie en démence. C'est une erreur; l'épilepsie est par elle-même une maladie si grave, qu'elle peut mener à la démence sans que les bromures y contribuent; ces dernières arrêtent au contraire l'affaiblissement intellectuel.

Ayant traité l'épilepsie pendant de longues années d'après la méthode indiquée, j'ai perdu la certitude que cette maladie est incurable.

J'envisage comme condition absolument indispensable pour que le traitement de l'épilepsie donne de bons résultats, *la défense absolue de prendre de l'alcool* sous toutes ses formes, car j'ai souvent eu l'occasion de voir le résultat d'un traitement de plusieurs mois détruit par une gorgée de vin.

Tout en reconnaissant le puissant effet anti-épileptique des bromures, il faut cependant ajouter que ce n'est pas dans tous les cas d'épilepsie qu'elles font du bien, et même là où leur bonne influence est évidente, il ne faut pas se fier à *elles seules*, mais il faut y joindre les mesures et les remèdes dictés plus haut.

Ce dernier temps Ziehen [1] a publié une méthode qui offre quelques modifications insignifiantes à celle de Fechsig. Pendant quelques semaines le malade fait une cure dont le but est de fortifier son organisme ; on lui prescrit le plus grand repos, du lait, du képhyer et le massage de tout le corps. Ensuite on commence à lui donner de l'opium en poudre, trois fois par jour par 0,05. Tous les deux jours on ajoute par 0,01 à chaque dose, ou 0,03 par jour jusqu'à ce qu'on atteigne en sept semaines 0,09 par jour, ce que Ziehen envisage comme dose maxima pour les adultes. Pour les enfants de 12 à 15 ans la dose maxima est 0,6 ; de 9 à 12 ans, 0,4

1. Ziehen. Beiträge zür Opium-Brombehandlung der Epilepsie. *Therap. Monatshefte*, 1895, 415.

et de 6 à 9 ans, 0,3. Ziehen trouve utile de faire
prendre au malade pendant ce temps des bains
d'après la méthode de Voisin. Tous les jours avant
le souper le malade prend un bain. Le premier bain
doit avoir la température de 30° et dure 10 minutes ;
ensuite on baisse la température, tous les jours d'un
degré et l'on diminue la durée du bain jusqu'à ce
que finalement on atteigne une températnre de 21-22°,
dans laquelle le malade ne reste que trois minutes.
Toutes les épices, l'alcool, le thé et le café sont
défendus. Le patient ne doit non plus prendre de
bouillon, car ce dernier contient de le créatine, de
la créatinine et des phosphates acides. Le tabac
n'est non plus permis. Chaque fatigue physique ou
intellectuelle doit être évitée, le malade ne doit pas
être exposé aux rayons du soleil. Sous l'influence
de grandes doses d'opium, le pouls devient moins
accéléré, la température monte, l'appétit baisse, la
langue devient plus ou moins saburale, le malade
commence à souffrir de constipations. Cependant,
tous ces désordres ne sont pas très intenses. On
donne contre l'absence d'appétit 1,5 — 2 p. 100
d'acidi muriatici diluti par une cuiller à soupe dans
un verre d'eau une heure après dîner. Une certaine
diète et le massage de l'estomac font passer les

constipations. Parfois on ne remarque pas de changement dans les accès à ce régime, d'autres fois leur violence diminue, mais il arrive aussi qu'ils deviennent plus violents et plus fréquents. Dès que la dose maxima est atteinte, Ziehen abandonne l'opium du coup. Il fait parfois mettre au lit le malade pour 3-5 jours, fait cesser les bains pour une semaine et commence à donner des bromures, à l'effet desquelles le malade devient particulièrement sensible grâce à l'opium. Dès que ce dernier ne se prend plus, de la diarrhée se montre, mais elle passe vite, surtout si le malade suit une diète spéciale de cacao, de biscuits, de viande râpée et de purée d'orge avec des jaunes d'œufs. Les malades qui cessent du coup à prendre de l'opium se plaignent aussi de douleurs dans les jambes. Ce malaise désagréable passe sous l'influence d'ablutions tièdes. Si l'abandon de l'opium provoque des symptômes graves et rend le malade très faible, ce dernier doit garder le lit pendant une à trois semaines. Ziehen donne ordinairement les bromures en quantité de 6,o par jour pour les grandes personnes. Cette cure dure au moins un an, pendant lequel il faut faire soigneusement attention si des symptômes de bromuration ne se manifestent pas. Ziehen a obtenu une amélioration de la maladie dans un grand nombre de cas grâce à cette méthode de traitement, mais seulement 5 ont donné une disparition complète des accès : chez un malade depuis deux ans et chez quatre depuis une année et demie.

En étudiant la méthode de Ziehen, on ne peut pas ne pas remarquer que c'est la méthode de Flechsig jointe à la méthode diététique, dont le but est de faire disparaître les auto-intoxications et les intoxications.

Ce qui concerne la méthode de traiter l'épilepsie par des bromures joints à des alcaloïdes, elle a été suivie par beaucoup de médecins, il serait même peut-être plus juste de dire par tous les cliniciens-neuropathologues, mais il est à douter qu'elle ait trouvé des adeptes. Il y a quelque temps, Hughes [1] a étudié la méthode du P^r Bekhtéreff, qu'il désap-prouve complètement. En effet, la méthode de Flechsig et les palliatifs du même genre peuvent peut-être, comme chaque bromuration, contribuer à diminuer les accès convulsifs, mais ne peuvent jamais guérir l'épilepsie même. Ce dernier but exige

---

1. HUGHES. The successful medical management of epilepsy. *The alienist and neurologist*, 1899.

non une diminution de l'excitabilité convulsive, mais une modification entière de l'organisation nerveuse, sa régénérescence. Tout ce que la méthode de Ziehen a de bon concerne le régime diététique des malades et le traitement symptomatique par des bromures ; ce qui concerne les opiates, il est à douter qu'ils puissent avoir le moindre effet et être de quelque importance. Cette méthode tient plutôt de la méthode empirique que de la méthode rationnelle, qui se base sur les dernières données de la physiologie et de la chimie.

Dans le tout dernier temps il a été question du natrum boraccium comme remède anti-épileptique. Il a été recommandé par Foleton en Amérique, Hill et Gowers en Angleterre, Cinaud, Huchard et d'autres en France, etc. Mairet[1] en a fait usage dans 31 cas d'épilepsie ; il s'est trouvé que dans 5 cas il n'a été d'aucun effet, quoique les doses étaient de 10, 12 et même de 15 grammes ; deux cas donnèrent des symptômes d'empoisonnement, quoique les doses étaient très petites ; dans deux cas le remède n'a pas pu être donné, vu l'épuisement des malades ; dans

1. **MAIRET.** Traitement de l'épilepsie par le borate de soude. *Le Progrès médical.* 1891, 92.

le reste des cas il a donné de bons résultats ; les accès épileptiques disparurent tout à fait ou devinrent moins fréquents. En le comparant aux bromures, Mairet a trouvé que le natrum boraccium agit mieux dans les cas d'épilepsie symptomatique qui dépendent d'une lésion organique du système nerveux central, tandis que les bromures sont d'un meilleur effet dans les cas d'épilepsie idiopathique ou d'épilepsie sine materia. Huchard[1] donne le natrum boraccium par 1-2 grammes et monte jusqu'à 4-6 grammes. En voici l'ordonnance :

```
Borac. pulver, tennis.,   .      10,0
Glycerini pur.   .    .   .   .    6,0
Syrup. cort. Aurant. .    .     100,0
```
A prendre par 2-3 cuillers à soupe par jour.

Ce dernier temps des études sur l'effet du borax sur l'épilepsie ont été publiées par Féré, Dujond, Stewart, Kussol, Jaylot, Pellicari et d'autres. Pastena[2] dit que le borax ne guérit pas l'épilepsie mais il diminue la fréquence des accès, leur durée et leur violence ; il calme l'excitation psychique qui accompagnent ces accès ; le borax est peu efficace

---

1. HUCHARD. Traitement de l'épilepsie. *Revue générale de médecine*, 1890.

2. PASTENA. La cura dell'epilessia. *Annali di neurologia*, 1893

contre les vertiges et n'a pas d'influence déprimante sur les centres moteurs.

D'après Bondourant [1], le borax, l'atropinie, la phénacétine et d'autres remèdes semblables ne sont d'aucun effet sur les attaques d'épilepsie chronique avec troubles psychiques, à l'exception de très peu de cas. J'ai fait des expériences sur l'effet anti-épileptique du borax dans un grand nombre de cas et je le place bien au-dessous des bromures. Rossi [2] trouve aussi que le borax n'a aucune importance comme remède anti-épileptique.

Seguin conseille de donner de la strychnine et de l'atropine contre les accès du petit-mal. Pierret [3] conseille beaucoup de donner des remèdes convulsivants, surtout de la strychnine contre l'épilepsie. D'après son avis, si même ces remèdes ne guérissent pas l'épilepsie, ils convertissent les accès d'absence en accès convulsifs, ce qui est autant de gagné pour les capacités intellectuelles, qui souffrent beaucoup moins de l'épilepsie convulsive que de l'épilepsie petit-mal. J'ai souvent donné de la

1. BONDOURANT. *The American Journal of insanity*, 1894.

2. ROSSI. L'eccitabilita della corteccia cerebrale in rapporto alla nuova terapia dell'epilessia. *Rivista sperimentale di fren.*, 1898.

3. PIERRET. *Le Mercredi médical*, 1892.

strychnine contre l'épilepsie grand-mal, ainsi que contre l'épilepsie petit-mal ; dans le premier cas je n'en ai jamais observé de bons résultats, même en la donnant pendant très longtemps, tantôt seule, tantôt avec des bromures ; dans le petit-mal, et cela dans un petit nombre de cas, la strychnine diminue peut-être un peu la fréquence et la violence des accès. L'atropine ne m'a toujours donné que des résultats négatifs.

J'ai donné ce dernier temps aux personnes obèses, souffrant d'une métamorphose pas assez énergique et d'une diathèse urique très accentuée, du piperisinum muriaticum de 1,0 à 2,0 grammes pro die et j'en ai toujours eu de bons résultats ; les accès devenaient moins violents et moins fréquents. L'avenir doit démontrer l'effet que le piperisinum a en général sur l'épilepsie.

Civisale et Giannelli [1] ont essayé de donner de la duboisine contre l'épilepsie convulsive ; les résultats étaient favorables, surtout ce qui concerne les accès d'épilepsie psychique. Ainsi que Belmondo, ils ont surtout remarqué un rétablissement considérable et rapide des capacités intellectuelles sous l'effet de la duboisine ; elle a de même un bon effet sur la coma

---

1. CIVISALE et GIANNELLI. *Riforma medica*, 1893.

épileptique. Cartol [1] a essayé de l'oxyde de zinc comme anti-épileptique et croit qu'il agit bien dans les cas d'épilepsie convulsive ; les doses pour les enfants sont 0,1-0,75, pour les grandes personnes, 1,0-25. L'oxyde de zinc donne surtout de bons résultats par rapport aux absences, aux vertiges et aux accès convulsifs. Frost [2] a essayé du sulfonal et du trional et trouve qu'ils peuvent avoir de l'importance, comme adjuvants aux bromures, pour calmer l'état mental des épileptiques.

Les cas d'épilepsie basés sur la syphilis doivent être soumis à un traitement anti-syphilitique. Je donne cependant à ces malades une petite quantité de bromures pendant le traitement anti-syphilitique même, ainsi que quelque temps après et je soumets en même temps le malade à des séances de galvanisation cérébrale. Le but en est de donner aux éléments nerveux, après avoir éloigné de l'organisme les matières syphilitiques, une bonne nutrition et d'en soutenir les fonctions régulières.

Frowbridge [3] conseille dans le traitement du status

1. CARTOL. Contribution au traitement de l'épilepsie, 1894.

2. FROST. Sulfonal and trional in epilepsy. *State Hospital's Bulletin*, 1896, 4.

3. FROWBRIDGE. Status epilepticus. *The Journal of nervous and mental diseases*, 1891, 7.

epilepticus, dans la première période, de tâcher d'affaiblir les convulsions par du hyoscin. bromat. et coniin. bromat., joints à des préparatifs de morphine ; Crichton Brown conseille de donner dans le même but de l'amyl-nitrit et Bondourant [1] du choral-hydrat. — Pendant la période de dépression Lorenz [2] conseille de donner des remèdes qui excitent et relèvent l'action du cœur et les forces vitales de l'organisme.

Quelques auteurs conseillent des cautérisations dans la région du crâne comme bon remède anti-épileptique ; je suis de l'avis de Brown-Séquard que les cautérisations peuvent plutôt servir de prophylacticum au moment de l'aura, que de remède contre la maladie même.

Ce dernier temps Féré a conseillé contre l'épilepsie partielle la termo-cautérisation dans la région du crâne à l'endroit où l'on présume le centre de la lésion.

*L'électricité* comme remède anti-épileptique donne souvent de bons résultats. Il ne faut cependant pas

1. BONDOURANT. *The American Journal of insanity*, 1894.
2. LORENZ. Ueber Status epilepticus, 1890 ; WILHEIM. Die nervösen Krampfformen und deren Behandlung ; ERB. Handbuch der Electro-Therapie ; DROEZE. Psychiatr. Blätter ; M. DE WATTEVILLE. Electro-Therapie. STEIN. Lehrbuch der allgem. Electrisation.

l'envisager comme remède radical, mais comme un bon remède supplémentaire ; il y a des auteurs, comme le D<sup>r</sup> Wilheim, par exemple, qui attribuent une grande importance à l'électricité par elle-même. Les docteurs Erb, Drocze, de Watteville, Stein et d'autres se sont prononcés pour la galvanisation.

Figges a étudié l'effet de la galvanisation sur l'épilepsie et trouve que dans quelques cas elle a été suivie d'une entière guérison, dans d'autres, d'une amélioration de la maladie, tandis que dans quelques-uns elle n'a eu aucun effet. Rockwell est de l'avis que par elle-même la galvanisation ne donne de bons résultats que dans des cas exceptionnels, mais elle est d'un bon effet lorsqu'elle est jointe à la bromuration. La galvanisation est utile en outre, car elle fait disparaître ou elle diminue la neurasthénie qui accompagne ordinairement l'épilepsie, Rockwell trouve que si l'on accompagne la bromuration de galvanisation, on retarde les symptômes de la cachexie bromatique.

L'électricité, surtout la galvanisation du crâne et du n. sympatici, est le plus à sa place dans les cas, où, entre les causes de la maladie, l'ébranlement du cerveau et l'insolation jouent le rôle principal. Le mieux est d'électriser le front ou tout le crâne, l'électrode ne joue pas de rôle. Il faut électriser de même le n. sympatici. La durée de la séance ne doit pas être plus de 2 à 3 minutes, la violence et la pression du courant doivent dépendre des particularités individuelles du malade. Le nombre des séances doit, dans tous les cas, être grand. Nous aurions conseillé d'éviter l'électrisation dans les cas où il y a une hyperémie du cerveau très marquée, car dans ces cas un accès épileptique peut se déclarer pendant la séance électrique même, ce qui serait bien pénible pour le malade, comme pour le médecin. Il faut de même éviter les arrêts du courant pendant la séance, car ils peuvent aussi provoquer un accès. Entre les différentes espèces de courant on peut conseiller la galvanisation, la faradisation et les bains électriques. Vigouroux conseille beaucoup la franklinisation comme remède anti-épileptique ; je doute cependant qu'elle puisse avoir le moindre effet. Danion [1] a même observé dans deux cas un aggravement des accès épileptiques sous l'influence de la franklinisation. Sighicelli [2] a eu il n'y a pas longtemps d'assez bons résultats, surtout sur l'état qui précède et qui

1. DANION. Traitement électrique de l'épilepsie. *L'Électrothérapie.* 1889.

2. SIGHICELLI. *Rivista sperimentale di freniatria*, an. XIII, f.VI.

suit l'accès épileptique, ainsi que sur l'activité psychique, de la galvanisation de la glande thyreoidea : le pôle différent, etc., pendant 3 à 5 minutes, avec une violence du courant de 2 à 10 minutes, etc.

Prenant pour principe que la cause essentielle de l'épilepsie est une lésion de l'écorce du cerveau, Niermeyer [1] a fait l'essai d'une galvanisation prolongée du cerveau et a trouvé que dans quelques cas elle était suivie d'une guérison entière, dans d'autres, d'une amélioration considérable, ce qui fait qu'il conseille beaucoup la galvanisation du cerveau, en appuyant surtout sur la région des gyres centrales d'un ou des deux côtés de la tête ; la violence du courant doit être de 4 à 8 minutes etc., l'électrode $18 \times 25$. D'après les observations de Danion, la galvanisation employée pendant peu de temps, ne donne aucun résultat, employée longtemps, l'électricité donne dans les cas d'épilepsie anciens un mieux passager, dans les cas moins graves et n'existant que depuis peu, la galvanisation donne de très bons résultats.

Sgobbo [2] a appliqué la faradisation contre l'épi-

<hr>

1. NIERMEYER. Nederlandsche Jydschrift vos Geneeskunde.

2. SGOBBO. La correnta faradica nella cura dell'epilessia. *Giornale internationale della Sciencia medica*, 1898.

lepsie de la manière suivante : l'électrode différent large doit couvrir sur le cou l'espace entre le premier et le second m. sterno-cleido-mastoïdiens ; l'électrode indifférent se place sur le sternum ; le courant faradique, de force moyenne, s'applique pendant 15 minutes. Sgobbo a fait l'expérience, que grâce à un pareil traitement, les accès devenaient moins fréquents et disparaissaient même complètement pour un long espace de temps.

Ce qui concerne l'*hydrothérapie*, l'opinion générale est que les bains chauds (25-28° R. pendant 15 à 20 minutes) font beaucoup de bien aux personnes pauvres de sang, faibles et d'un caractère excitable. Ces bains doivent être pris tous les jours ou tous les deux jours, jusqu'à ce que l'état général du malade ne s'améliore et qu'il ne se calme. Quand ce résultat est plus ou moins atteint, il faut baisser peu à peu la température des bains et jusqu'à 22° et passer ensuite aux douches très courtes (10-15″) de tout le corps, qu'on frotte là-dessus très fort avec un essuie-mains ou drap dur jusqu'à ce qu'il ne devienne tout rouge. Aux personnes robustes, bien nourries et d'un caractère plus ou moins calme on peut conseiller des douches, prises de la manière indiquée. C'est très bien d'ajouter l'hydropthérapie à l'électricité, même pour les personnes qui prennent des bains chauds, sous forme de bains légèrement faradisés. Les bains froids sont aussi bons pour les épileptiques ; nous ne leur permettons pas volontiers les bains de mer, car ces derniers peuvent provoquer des accès convulsifs.

Charmann conseille d'appliquer sur le dos des épileptiques des sacs en caoutchouc avec de la glace et de l'eau chaude ; il est difficile de dire quel effet ce remède peut avoir sur l'épilepsie. Cabitto [1], qui envisage l'origine de l'épilepsie comme toxique, conseille des bains d'air chaud pour éloigner au plus vite les matières toxiques de l'organisme ; il dit en avoir observé de très bons résultats.

Jusqu'à présent il n'a pas été question de *massage* contre l'épilepsie. Mais, ce tout dernier temps, Alexander conseille la percussion le long de l'épine dorsale. La percussion se fait deux fois par jour, le matin et le soir. Le but en est d'empêcher l'hyperémie des vaisseaux de l'épine dorsale des deux côtés des processus spinosus ; elle diminue aussi la violence et la fréquence des accès.

1. CABITTO. Il bagno d'aria calda come mezzo terapeutico d'alcuni parossismi epilettici. *Rivista sperim. di freniatria*, 1897.

Bérillon[1] a vu de très bons résultats du traitement de l'épilepsie par la suggestion hypnotique. Après quelques semaines le caractère des enfants épileptiques soumis à ce traitement change. La suggestion hypnotique ne peut certainement pas avoir d'influence sur les accès convulsifs, mais elle combat les traits morbides du caractère et de la volonté, elle soutient la résistance que le malade oppose aux tendances morbides enracinées dans son caractère. Les malades acquièrent de cette manière la faculté de résister à leurs impulsions et à des habitudes devenues automatiques. Grâce au développement des actes de la volonté et de la capacité de maîtriser les manifestations impulsives et automatiques, les accès convulsifs mêmes deviennent plus rares, dit-on.

*Intervention chirurgicale.* — On suppose que le traitement chirurgical de l'épilepsie a existé encore dans les temps préhistoriques. En regardant des crânes se rapportant à une période très ancienne, Broca trouva dans quelques-uns d'eux des ouvertures et exprima la supposition que l'orgine de ces ouvertures étaient des trépanations, faites dans le but de guérir l'épilepsie. Il faut certainement avoir une

1. BÉRILLON. La suggestion hypnotique dans l'éducation des épileptiques.

grande foi dans la chirurgie pour prendre au sérieux des suppositions de ce genre ; cependant l'interférence chirurgicale dans le traitement de l'épilepsie est assez répandue et a donné de très bons résultats dans beaucoup de cas. C'est à la trépanation qu'on avait le plus souvent recours ; mais on faisait de même la ligature de l'art. vertebrales, l'opération de la phimose, on éloignait lē clytore, les lèvres, les ovaires, des cicatrices qu'on croyait être le point de départ de l'aura, etc.

L'importance de toutes ces opérations chirurgicales est loin d'être la même. Quelques-unes d'entre elles sont de grande valeur, d'autres sont inutiles et encore d'autres sont le fruit d'un entraînement théorétique. Jusqu'à nos jours nous voyons d'un côté une trop grande tendance à l'interférence chirurgicale dans l'espoir de guérir l'épilepsie, d'un autre côté la crainte exagérée que si même l'opération ne fait pas de mal, elle ne soit d'aucune utilité.

Les progrès continuels de la technique chirurgicale, ainsi que de l'anatomie et de la physiologie du système nerveux central, ne permettent pas de prononcer une opinion catégorique sur ce moyen de traiter l'épilepsie et obligent d'être reconnaissant dans chaque cas où le malade a été soulagé et d'être indulgent là où ce mieux n'a pas été atteint.

La trépanation peut donner de bons résultats surtout dans les cas de l'épilepsie corticale, où l'on peut dire avec assurance que la raison de la maladie est la pression par tel ou autre corps étranger, que la lésion faite par ce corps est limitée et que l'espace atteint est restreint. Les lésions qui s'y rapportent sont : la tubercule solitaire, des gommes, des néoplasmes, des cysticerques, des échinocoques, des corps étrangers, des éclats du crâne, etc. Dans beaucoup de cas le simple éloignement de ces corps est suivi d'une pleine guérison et dans ces cas la trépanation est un moyen sûr de sauver le malade. On rencontre dans la littérature beaucoup de cas d'épilepsie corticale guérie par la trépanation. Une tubercule solitaire peut facilement être éloignée par la trépanation, si elle est sur la surface ; mais gagne-t-on beaucoup en l'éloignant, quand on sait qu'une tubercule solitaire n'est pas toujours unique? Il n'est non plus toujours nécessaire d'avoir recours à la trépanation dans les cas de gommes, car on réussit souvent à les éloigner au moyen de médicaments. L'échinocoque ne se trouve presque jamais sur la surface de l'écorce du cerveau, car l'endroit où il se trouve de préférence — ce sont les ventricules du cerveau. Les cysticerques, quoique se trouvant sur la surface de l'écorce du cerveau, apparaissent toujours en grand nombre ; il faudrait donc, pour les éloigner ou bien faire des trépanations à différents endroits du crâne, ou bien se borner à en éloigner quelques-unes seulement, ce qui fait que l'opération ne serait pas radicale. Reste la trépanation dans les cas de néoplasme et surtout de lésions traumatiques. C'est dans ces cas-là qu'on y a recours et qu'elle donne d'excellents résultats. Cependant, même dans ces derniers cas on ne peut pas ne pas partager l'opinion de Robertson [1] que la trépanation est suivie de guérison seulement si la cause de la maladie est éloignée tout au commencement, avant que des modifications dans les centres principaux ne se forment et que ne commence une sclérose générale du cerveau (Sachs [2] une opération faite quand la maladie a atteint son entier développement, peut donner un mieux, mais ne peut pas le guérir entièrement.

On ne peut avoir recours à la trépanation qu'à deux conditions : l'endroit et le caractère du corps

---

1. ROBERTSON. *Medico-chirurg. Society of Glasgow*, 1888.
2. SACHS. What can we expect from the surgical treatement of epilepsy. *New-York medic. Journal*, XV.

étranger doivent être précisés d'une manière positive. L'opération par elle-même n'offre pas de danger et on ne risque rien en la confiant à un chirurgien assez prudent par rapport à l'antiseptie. Du reste, sous ce rapport aussi il n'y a pas de sûreté absolue. J'ai eu l'occasion de voir un cas où un névro-pathologue et un chirurgien des plus expérimentés s'étaient décidés à une interférence chirurgicale contre des accès d'épilepsie corticale ; après cinq trépanations ils durent abandonner l'espoir de guérir le malade, car dans les cinq ouvertures du crâne ils ne trouvèrent aucun corps étranger.

La technique chirurgicale de nos jours permet de mettre à découvert de très grandes surfaces de cerveau, sans que les suites en soient dangereuses. Ce progrès facilite considérablement la possibilité de trouver le corps étranger et l'exécution de l'opération même, ce qui contribue à son succès.

Cependant, malgré tous les progrès scientifiques et techniques dans cette région, il est tout à fait possible que l'opération ne réussisse pas et n'ait pas de succès ; par exemple : dans plusieurs cas incontestables d'épilepsie corticale l'autopsie n'a prouvé aucune modification dans la région de l'écorce, la maladie étant uniquement la suite de modifications des vaso-moteurs de l'écorce ; plusieurs cas de ce genre ont été décrits par des neuropathologues italiens ; la trépanation n'aurait pu faire aucun bien dans ces cas.

La trépanation est utile dans tous les cas où les corps étrangers et les modifications pathologiques se trouvent dans le crâne même, sans toucher la substance du cerveau ; les méninges, les os, la pie-mère et la dure-mère ; les résultats de la trépanation sont moins heureux si elle touche la substance du cerveau, qu'elle irrite et dont elle éloigne des parties qui se cicatrisent ensuite. Dans ces cas aussi la tré-panation peut certainement avoir de bons résultats, mais là où les cicatrices sont trop tendues, elles peuvent irriter la substance du cerveau, les accès peuvent se renouveler, peut-être avec plus de vio-lence et de fréquence qu'avant l'opération. Dans tous les cas la trépanation n'est non seulement utile dans les cas d'épilepsie corticale, mais elle en est l'unique remède radical.

On ne peut pas en dire autant dans les cas d'épi-lepsie idiopathique. Benedikt [1], Kümmell [2] et d'au-

---

1. BENEDIKT. Ueber die operative Behandlung der idiopathischen Epilepsie. *Wiener medic. Presse*, 1892.

2. KÜMMELL. *Deutsche med. Wochenschrift*, 1892.

tres proposent dans les cas d'épilepsie idiopathique d'extirper ceux des centres de l'écorce, qui fonctionnent le plus énergiquement pendant les accès. Ce moyen se recommande d'autant plus énergiquement que la paralysie qui suit l'opération n'est que partielle et passagère. On assure que ce mode de traitement a été suivi d'un soulagement de la maladie. On ne peut parler avec assurance de l'avenir, cependant, il est à douter qu'il soit raisonnable d'avoir recours aux mesures opératives de ce genre dans l'épilepsie idiopathique, s'il n'y a pas de raisons plus graves qui l'exigent.

Il y a eu un temps où l'on proposait comme remède radical contre l'épilepsie la ligature de l'arter. vertebralis. L'expérience a prouvé que cette opération n'atteignait jamais l'effet voulu. Dans le plus grand nombre des cas les accès épileptiques se calmaient pour quelque temps après l'opération pour recommencer ensuite avec la même violence, si pas avec une violence plus grande encore. Les recherches expérimentales faites à ce sujet par von Kriedener [1] l'ont fait venir à la conclusion que la ligature des artères vertébrales, ainsi que des carotides comme

---

1. Von Kriedener. Sur l'épilepsie expérimentale, 1889.

moyen anti-épileptique est non seulement inutile,
mais peut même être dangereux.

Alexander [1] envisage cette opération de la même
manière.

Les opérations dans la région du système sympathique ont encore moins de raison d'être. Alexander
a proposé d'éloigner le ganglion cervical supremum
nervi sympatici d'un seul ou des deux côtés. Si
l'opération se fait d'un seul côté, la paupière corres-
pondante se baisse et la pupille se rétrécit ; si l'opération se fait des deux côtés, elle n'a aucune mauvaise
suite. Alexander a fait l'opération dans 24 cas ; dans
6 cas elle a été suivie de guérison, c'est-à-dire les
accès d'épilepsie ne se sont pas répétés pendant plus
de deux ans, 20 cas ont été suivis d'une amélioration de la maladie, 5 cas sont restés dans le même état ;
deux patients sont morts et il n'a aucune nouvelle
concernant un malade.

Il faut avouer que la description de la guérison
et de l'amélioration de la maladie est faite par
Alexander d'une manière très peu claire et explicite.
Cependant, beaucoup de médecins ont suivi son
exemple, Kummel, par exemple, a répété l'opéra-

1. ALEXANDER. The treatement of Epilepsy, 1889.

tion, sans en avoir de bons résultats, comme il fallait s'y attendre.

De grands succès dans la guérison de l'épilepsie seraient atteints par Iaksch [1], il a fait la résection (Neuretomie) du n. sympaticus dans la région du cou dans deux cas d'épilepsie, compliquée par des souffrances d'estomac ; les deux cas ont été suivis de guérison. Il est vrai qu'il a observé ces malades pas plus d'un an, un laps de temps trop court pour être sûr du succès de l'opération et pour en justifier la nécessité. Iaksch conseille de faire la résection du nerf sympathique au-dessus des nœuds inférieurs et de mettre une ligature sur l'art. Et venam vertebrales en masse avant leur issue dans le canal cervical. Bogdanik [2] a répété cette opération et trouve qu'elle n'offre aucun danger, mais qu'elle ne donne non plus de résultat par rapport à l'épilepsie.

Chapiro [3] trouve qu'on peut avoir recours à la résection du part. cervicalis n. sympatici seulement dans les cas où les accès deviennent de plus en plus fréquents, malgré tous les remèdes employés.

1. IAKSCH. Die Neuretomie des Sympaticus in ihren Einfluss auf Epilepsie. *Wiener med. Wochenschrift*, 1892.

2. BOGDANIK. *Wiener med. Presse*, 1893.

3. CHAPIRO. Étude sur l'épilepsie et son traitement par la résection du grand sympathique, 1898.

Prince [1] et d'autres conseillent comme remède contre l'épilepsie l'ovariotomie, la castration, etc. La castration se pratique dans ce but depuis longtemps, l'ovariotomie seulement de nos jours. Les adeptes de cette opération la justifient par la considération que si elle ne guérit pas l'épilepsie, elle libère la société d'une descendance pathologique. Un argument qui ne peut pas justement trop convaincre. Les petites opérations : la résection du clytore, des lèvres, du prœputium, ainsi que la résection des cicatrices donnent de bons résultats dans l'épilepsie reflexe ; elles ont encore ce bon côté qu'elles n'offrent pas de danger dans le plus grand nombre des cas et qu'elles s'exécutent facilement.

Ces dernières années on a essayé d'employer comme anti-épileptique les injections sous-cutanées de différents liquides organiques, comme l'extrait testiculaire, la spermine, la tauricine (Vogelgesang), [2] la substance cérébrale, etc. Quelques médecins (Pierret [3], Babes [4] et d'autres) en ont vu de bons

1. PRINCE. The surgical treatement of Epilepsy. *The Journal of nervous diseases*, 1892.

2. VOGELGESANG. Zur Behandlung der Epilepsie. *Neurologisches Centralblatt*, 1896.

3. PIERRET. *Le Mercredi médical*, 1892.

4. BABES. *Deutsche med. Wochenschrift*, 1892.

résultats, d'autres en revanche trouvent que ces injections ne font non seulement pas de bien, mais qu'elles font même du mal ; Bourneville[1] et Cornet sont de ce nombre.

L'entraînement moderne pour la sérothéraphie n'a pas manqué d'atteindre, quoique indirectement, l'épilepsie. Ayant observé la suspension d'accès épileptiques chez une femme atteinte par l'érysipèle, Hessler[2] a essayé de vacciner des brebis avec des streptocoques érysipéleux ; il fit l'injection du sérum sanguin de ces brebis à des épileptiques et assure que les accès en avaient été retardés. Somme toute, l'organothérapie par rapport à l'épilepsie ne mérite d'être mentionnée que pour qu'on n'en fasse pas usage.

Comme il y a des cas d'épilepsie fondés sur des défauts de la vue, Stevens[3] a conseillé à des épilepti-ques de porter des lunettes corrigeant leurs défauts visuels, et il en a vu d'excellents résultats. Hern[4] et Dodd[5] affirment la même chose.

---

1. Bourneville et Cornet. *Le Progrès médical*, 1893.
2. Hessler. Epilepsy and erisipelas. *American Journal of insanity*, 1898.
3. Stevens. Treatement of Epilepsy. *The Journal of nervous and mental diseases*, 1889, 11.
4. Hern. *Brit. med. Journal*, 1894.
5. Dodd. *The Brain*, 1893.

Restent les cas d'épilepsie réflexe dont les accès se développent par suite de la présence de vers dans les intestins, d'une affection de la région nasale, de cicatrices sur le corps et de maladie des organes sexuels chez les hommes et chez les femmes. Dans ces cas il faut savoir distinguer la constitution épileptique du malade et la présence dans son organisme d'endroits dont l'excitation provoque des accès épileptiques. L'épilepsie doit être traitée dans ces cas comme toujours, lege artis, d'après toutes les règles de la science médicale, tandis que des mesures spéciales doivent être prises contre les points de départ : des remèdes qui chassent les vers intestinaux, le traitement de la région nasale, l'éloignement des cicatrices, le traitement spécial des organes sexuels, etc. Il ne faut cependant pas s'abuser que l'éloignement des vers, par exemple, puisse guérir le malade de l'épilepsie, ou qu'un effet semblable puisse être atteint par l'éloignement d'une cicatrice, etc. Ce n'est point le cas. En éloignant ces affections, nous éloignons le locus minoris resistentiæ, mais la diathèse reste dans l'organisme quand même.

Cependant, sous quelques rapports il est utile de connaître ces zones épileptogènes. Ainsi, par exemple, si nous connaissons ces endroits, nous pouvons tâcher de les préserver d'une excitation inutile et prévenir par là une partie des accès épileptiques. Secondement, parfois la pression sur les parties des organes par lesquels passent les nerfs de ces points de départ peut arrêter l'accès à son début, c'est-à-dire dans la période de l'aura. Enfin il y a des cas d'épilepsie psychique où l'application de remèdes anesthésiants pendant l'accès de furie peut l'arrêter, ce que j'ai eu l'occasion d'observer [1].

Très intéressants et très importants sont les accès épileptiques précédés d'une aura. Il réussit souvent de suspendre l'accès si l'on s'en rend maître pendant la période de l'aura. J'ai eu l'occasion d'observer le cas suivant : la période de l'aura chez un jeune épileptique se manifestait par une douleur aiguë qui montait des doigts de la main gauche. Cette sensation avançait lentement et dès qu'elle atteignait le crâne, l'accès éclatait. En nouant le bras avec un cordon au-dessus de cette sensation de l'aura, on pouvait empêcher l'accès de se développer ; grâce à un traitement systématique, le malade guérit. Un cas pareil a été publié par moi il y a

1. P. Kovalevsky. *Gazette médicale de Moscou*, 1875.

quelque temps [1]. Gowers relate un cas où l'on pouvait arrêter l'accès épileptique en bouchant l'oreille gauche, dès que la sensation de l'aura apparaissait dans cette oreille. Un malade de Hughes [2] avait toujours un flacon d'amylnitrit sur lui et le respirait, dès que l'aura épileptique apparaissait. Il réussissait par ce moyen à arrêter l'accès épileptique prêt à éclater.

Contre l'épilepsie alcoolique et celle qui se développe par suite d'arrêt dans l'organisme des produits d'une oxydation incomplète, on peut conseiller, excepté le traitement anti-épileptique général, une abstinence absolue d'alcool et une diète régulière, des remèdes qui rendent la métamorphose plus énergique, par exemple des eaux minérales, comme Essentouky N. 17, N. 4 et autres.

Il reste à dire quelques mots sur le traitement de l'épilepsie psychique.

L'opinion de médecins expérimentés sur la possibilité de guérir l'épilepsie psychique y est très peu favorable. Esquirol dit [3] : « l'épilepsie compliquée d'aliénation mentale ne guérit jamais, » Flemming [4]

1. P. Kovalevsky. *Messager médic. russe*, 1899, n° 9.
2. Hughes. *The alienist and neurologist*, 1889, n° 2.
3. Esquirol. Des maladies mentales, t. II, p. 317.
4. Flemming. Pathologie und Therapie der Psychosen, p. 275.

dit : « Umgekehrt gilt dasselbe von den Krankheiten des motorischen Nervensystems, welche sich
mit Seelenstorungen compliciren, denn Epileptis-
cheund gelähmte, die in Geistesverwirrung verfal-
len, werden schwerlich wieder genesen. » Hasse [1]
dit : « bildet sich während der Zwischenzeiten eine
psychische Störung deutlicher aus und tritt ein geist-
licher und kërperlicher Verfall ein, so bleibt die
Krankheit unheilbar. »

Le traitement de la diathèse épileptique doit être
un traitement général, c'est-à-dire tous les moyens
doivent être appliqués qui diminuent les tendances
spasmodiques de l'organisme et tonisent son système
nerveux. Nous devons en outre faire tout pour
calmer les spasmes psychiques, terribles pour la
plupart, de la furie épileptique, qui éclatent de
temps en temps chez de pareils malades. Le traitement de ces attaques de furie doit être tel qu'il l'est
pour toutes les attaques maniacales : éloigner le
malade de toutes les impressions de lumière ou de
son, un bain tiède de très longue durée (3 à 4 heures)
avec compresse froide sur la tête, des dérivatifs sur
la nuque et le bregma, de la glace sur la tête, des

1. HASSE, Die krankheiten des Nervensystems, s. 392.

purgatifs, une position tranquille au lit, une diète fortifiante, mais légère, de grandes doses de bromures, parfois de l'ergotine et de la faba calabris. Je ne trouve pas juste de prescrire dans ces cas du chloral-hydrat et des alcaloïdes. Ressiere [1] conseille de donner dans les cas de manie épileptique du tartarus stibiatus.

Malheureusement on a souvent l'occasion d'entendre des médecins exprimer l'opinion que le meilleur moyen de guérir une jeune fille de l'excitation épileptique est de la marier. Ce conseil est basé sur une ignorance complète de la maladie et de l'indifférence envers la malade et sa descendance. Seguin trouve qu'un pareil conseil est un crime, car le mariage ne fait non seulement pas de bien contre l'épilepsie, mais au contraire, aggrave la maladie. Réellement, quel bien le mariage peut-il faire à une épileptique ? Les rapports sexuels ? Mais nous savons que parfois les rapports sexuels mêmes provoquent un accès, donc ils ne peuvent, dans tous les cas, pas les prévenir. Le changement du genre de vie ? Cette condition aussi ne peut que faire augmenter l'excitation épileptique, et non la diminuer. La

---

1. Ressiere. *Annales médico-psychol.*, 1887, n° 3.

grossesse ? La grossesse ne peut non plus être envisagée comme remède contre l'épilepsie. Nerlinger dit qu'il n'a jamais vu que la grossesse guérisse l'épilepsie, au contraire, les couches aggravent parfois la maladie. Gowers se prononce très énergiquement pour l'idée qu'il faut déconseiller aux femmes épileptiques de se marier dans l'intérêt de leur progéniture. Cosovielt et Bouchet appuient cette idée par les données suivantes : 14 mères épileptiques ont eu 58 enfants dont 37 sont morts, tous sans exception, de crampes.

D'après Eccheverria de 553 enfants nés de mères épileptiques, 35 pour 100 sont morts dans l'enfance à la suite de crampes, 14 pour 100 étaient épileptiques, 3 pour 100 idiots, 2 pour 100 mentalement malades, 7,3 pour 100 paralytiques et 19 pour 100 ne souffraient d'aucune maladie nerveuse. Toutes ces données nous autorisent à déconseiller le mariage, si l'on demande notre avis.

*Traitement de l'accès épileptique*. — Chacun comprend que les mesures prises contre les accès épileptiques mêmes ne peuvent servir que de palliatifs, car il est difficile d'admettre que les mesures prises contre chaque accès séparé puissent mener à la guérison radicale d'une certaine prédisposition nerveuse.

En prenant des mesures contre chaque accès épileptique séparé, nous avons en vue deux buts : prévenir l'accès qui doit éclater et diminuer sa violence s'il a déjà éclaté.

Il n'est possible d'arrêter un accès épileptique que dans le cas où il est précédé d'aura qui prévient le malade de la possibilité d'un accès. Si l'aura commence par un organe périphérique, comme par la main ou le pied, on peut parfois, en pressant le nerf, arrêter les symptômes de l'aura et prévenir l'accès, conjurer l'orage prêt à éclater. On a essayé de mettre un bandage très fort sur le membre par lequel l'aura commençait, de mettre une ligature sur le nerf et même de faire la section du tronc nerveux ; on a aussi employé des dérivatifs, comme cautérisation dans la région de l'aura, le massage, l'élongation du nerf, etc. Les résultats n'en sont pas toujours favorables, mais parfois ils le sont cependant. J'ai eu l'occasion de voir de très bons résultats atteints par l'application de bandes de sinapismes sur le point d'issue de l'aura. Russel Raynolds a observé un cas, où le malade, dont l'accès épileptique était toujours précédé par un état d'aura dans la main, portait toujours un bracelet sur ce bras : dès que l'aura commençait, il serrait immédiatement le bracelet et, sur sept attaques réussissait à en prévenir six.

On conseille parfois aux malades de porter toujours sur eux des substances volatiles, éthériques, pour pouvoir au commencement de l'aura prévenir l'accès qui doit venir, en excitant les muqueuses du nez. Le plus souvent se donnent dans ce but de l'ammoniaque et d'autres excitants. Il y a des médecins qui prescrivent des substances qui font éternuer, ce qui aide parfois aussi ; Romberg conseille de respirer bien profondément dans ce moment. Parfois l'on donne aux malades des calmants, du brome, de la valériane et autres, que le malade doit prendre au moment où il remarque les moindres indices qu'un accès peut éclater ; on réussit parfois à prévenir l'accès de cette manière.

Schröder van der Kolk, Romberg et d'autres attribuent une grande importance, comme à un remède qui prévient et arrête l'apparition d'un accès, au serrement et à la pression des carotides et n. vagus ; d'autres médecins attribuent cet effet au serrement et à la pression de la vena cava inferior.

Babes [1] conseille de faire des injections de nitro-

---

[1] BABES. *Journal de médecine,* 1893.

glycérine 0,0006 pendant l'accès et trouve qu'elles arrêtent les convulsions épileptiques.

Le moyen le plus répandu et le plus populaire, auquel on attribue la faculté d'arrêter un accès au moment où il éclate, est le sel, qu'on met de force dans la bouche du malade quand l'accès commence: c'est une mesure qui n'est pas sans danger pour la vie du malade.

Personne ne voudra affirmer qu'on puisse guérir l'épilepsie par ces mesures, mais personne ne peut non plus nier l'utilité de ces palliatifs. Réellement, moins les accès seront fréquents, plus le système nerveux aura de force de résistance à les supporter, ce qui retardera leur apparition. D'un autre côté on ne peut pas nier que chaque nouvel accès déprime extrêmement le malade, physiquement et moralement et lui ôte peu à peu toute force de résistance. Voilà pourquoi on ne peut pas ne pas conseiller les mesures qui préviennent les accès, s'il y a possibilité de les prendre.

Quand l'accès convulsif a éclaté, il est coutume parmi le peuple de couvrir le malade. Cette coutume est tout à fait raisonnable. Elle veut dire qu'il faut laisser le malade tranquille. Il ne faut seulement pas lui couvrir la tête. Nous n'avons presque pas de moyen pour arrêter un accès commencé, excepté les cas où les accès épileptiques ont un caractère réflexe, provenant d'une cicatrice, etc. Dans ces derniers cas une anésthésie locale des points d'issue arrête parfois l'accès. Dans tous les autres cas on peut seulement surveiller que le malade ne se fasse pas de mal. Pendant chaque accès il faut toujours déboutonner les habits et la chemise pour faciliter la circulation du sang et la respiration.

L'épilepsie convulsive et le vertige épileptique peuvent tout aussi bien être traités à domicile que dans une maison de santé. Le traitement dans une maison de santé a l'avantage que là tout est approprié au traitement, il y a plus de surveillance, l'alimentation suit la diète prescrite, il y a plus de possibilité d'empêcher les abus d'alcool, dans les cas où l'alcoolisme est la raison de la maladie ; une maison de santé est de même plus commode pour les cas où la maladie est basée sur la syphilis, car dans ces cas il existe toute une série de troubles de l'organisme, excepté l'épilepsie.

Les cas récents d'épilepsie s'écoulent ordinairement hors des maisons de santé ; il n'y a que les cas où l'épilepsie est devenue trop chronique et où elle a eu une influence sur l'activité intellectuelle



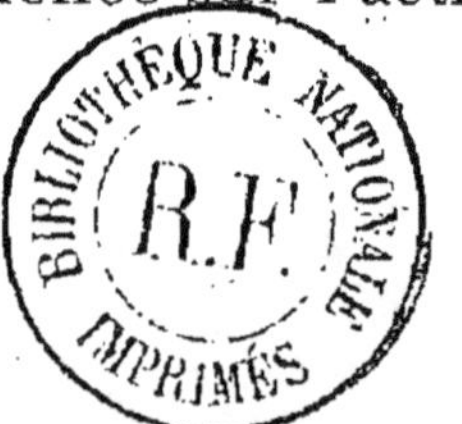

du malade, sous forme de caractère épileptique ou de démence, qui viennent chercher abri dans une maison de santé. Mais ces cas-là conviennent plus à des asiles qu'à des maison de santé.

Les cas d'épilepsie psychique et d'épilepsie combinée exigent absolument une maison de santé. Autant les parents et les personnes proches résistent au placement dans des maisons de santé de cas récents d'épilepsie somatique, autant ils ont hâte à y placer les épileptiques furieux. Ce fait est plus que compréhensible : les épileptiques psychiques sont à tel point terribles dans leur furie, que leur présence à la maison est incontestablement dangereuse pour leur entourage et pour eux-mêmes. C'est pourquoi on tâche de les placer dans une maison de santé aussi vite que possible. Malheureusement cette expédition se fait presque toujours trop tard, car l'attaque de l'épilepsie psychique ne dure ordinairement que peu de temps et tant qu'on mène le malade à la maison de santé, l'accès a passé, pour la plupart.

La question surgit : où donc faut-il que les épileptiques psychiques demeurent? La maladie est à tel point terrible, à tel point dangereuse pour la société et les malades eux-mêmes, que leur présence non contrôlée dans la société est positivement impossible à être tolérée. La famille et la société, ne sachant ni le jour, ni l'heure quand une attaque de furie peut éclater, seront toujours en danger d'assassinat, d'incendie, de mutilation de la part d'un pareil malade. Ce côté de la question parle en faveur de l'opinion que les épileptiques psychiques ne peuvent être tolérés par la société.

D'un autre côté nous savons que les attaques d'épilepsie psychique n'apparaissent que très rarement, parfois une fois dans le courant de beaucoup d'années et 3-4 fois pendant toute la vie. Comment condamner un pareil homme, parfois absolument nécessaire à sa famille, utile à la société et à sa patrie, à être enfermé à perpétuité dans une maison de fous. Notre opinion est que dans tous les cas où les attaques d'épilepsie psychique ne se manifestent que très rarement, les malades peuvent être laissés en liberté, mais absolument sur la responsabilité de parents et la surveillance d'un médecin, pour pouvoir au moindre indice de l'apparition de la maladie les placer dans un établissement. Dans les cas où les attaques de furie se répètent souvent, tous les jours, par exemple, et sans antécédents visibles, les malades doivent absolument être placés dans un établissement jusqu'à l'époque où ces attaques ne deviennent moins fréquentes et, si c'est nécessaire, même pour toute la vie. Mesure pénible, mais indispensable.

En Amérique, dans les États-Unis, il y a une loi, d'après laquelle les épileptiques simples sont placés dans des maisons de santé et des asiles, les épileptiques psychiques — dans des maisons de fous. En Prusse aussi la loi exige que les épileptiques soient internés par l'Assistance publique, ce qui fait que ce dernier temps plusieurs établissements exemplaires y ont été construits pour les épileptiques. Le budget annuel de ces établissements est de plusieurs centaines de mille marks. On ne peut pas ne pas être de l'avis de Howard[1] que cette mesure est très rationnelle et doit être très énergiquement soutenue.

Dans les cas où se développe un caractère épileptique, il est non plus possible de laisser aux malades leur pleine liberté, sans que quelqu'un les surveille et réponde pour eux : leur place est plutôt dans un établissement qu'en famille.

Les épileptiques idiots et déments doivent aussi être internés dans une maison de santé.

---

1. HOWARD. An epileptic who has became insane. *State Hospital's Bulletin*, 1896, 4.

Il faut avoir dans les établissements des compartiments à part pour les épileptiques malpropres et furieux ; les épileptiques somatiques peuvent être ensemble avec les nerveux et les fous.

Beaucoup de neuropathologues et d'aliénistes conseillent d'établir des colonies spéciales pour les épileptiques. L'exemple de Bielefeld en Westphalie sert de preuve que ces colonies peuvent être de grande utilité dans le traitement des épileptiques.

En effet, il y a des épileptiques que nous pouvons envisager comme des personnes bien portantes. Mais que faire de ceux qui sont au-dessous de la norme ? Les interner dans des maisons de fous ? Cela ne ferait que les mener plus vite à la démence. Les interner dans des maisons de travail ? Ils ne sont pas des criminels pour le mériter. A. Korniloff a tout à fait raison en attirant l'attention sur la position particulièrement pénible des épileptiques en Russie. On ne les reçoit ni dans les hôpitaux, ni dans les maisons spéciales pour aliénés. La position des parents de ces malades n'est pas moins pénible : leurs enfants ne sont pas reçus dans les établissements d'éducation, de les élever à la maison est trop cher, les laisser sans éducation et sans instruction n'est non plus possible. D'après l'opinion du Dʳ Korniloff la condition principale dans la question de l'assistance des épileptiques est de leur donner des occupations dignes d'un homme. Jusqu'à présent il n'y a rien de semblable en Russie.

Nous avons exprimé plus d'une fois notre opinion qu'il est plus que temps d'arranger en Russie des établissements et des colonies spéciales pour épileptiques.

Lorsqu'on se donne la peine de s'occuper de malheureux enfants épileptiques, négligés et sournois, on voit souvent leur intelligence s'eveiller et s'allumer peu à peu et ils se trouvent être en état d'acquérir des connaissances dont on ne les aurait pas crus capables. Entourés d'enfants également malheureux qu'eux, ils ne se sentiront pas abaissés et perdront la gêne qui les oppresse ; ils donneront libre cours au développement de leur intelligence, se soutiendront mutuellement et deviendront à un certain degré des membres utiles de la société. L'activité de Bourneville à Bicêtre et Vallée est la meilleure preuve de la justesse de cette idée.

Ordinairement on donne aux épileptiques dans les établissements une certaine occupation obligatoire. Ce n'est pas juste ; le travail ne donne de jouissance que si son choix est fait librement, il devient une corvée s'il est forcé. Avec un peu de savoir-faire on peut intéresser le malade à chaque travail et réussir à le lui rendre utile et agréable.

Il est à désirer, que les personnes qui sont à la tête d'un pareil établissement soient des hommes de cœur, bons, bienveillants et aimants, que l'enfant puisse leur ouvrir son âme et trouver un soutien en eux dans ses tourments et ses doutes.

Il est surtout utile de placer dans des établissements des enfants dont la maladie se manifeste d'une manière violente dès son début, quand la vie de famille ne peut leur donner ni une éducation régulière ni le traitement nécessaire (Wildermuth) [1]. La vie dans un établissement spécial pendant l'enfance a encore cet avantage que l'ordre, le calme et la tranquillité qui y règnent disciplinent le malade, équilibrent son caractère et le rendent plus égal. En outre, le traitement dans un établissement est soutenu d'une manière régulière, sans lacune et s'adaptant à chaque cas particulier. Un établissement est surtout un bienfait pour les personnes peu riches qui ne peuvent donner à leur malade ni l'éducation ni le traitement nécessaires.

1. WILDERMUTH. Zeitschrift für Behandlung Schwachsinniger.

L'expérience du comité de Londres de l'Assistance des épileptiques prouve qu'une bonne alimentation, un certain régime, une éducation régulière et la surveillance continuelle d'un médecin dans les établissements ont une influence extrêmement salutaire sur les épileptiques.

Turner[1], qui a étudié cette question en Allemagne, en Angleterre et en Amérique, trouve que l'influence salutaire des colonies pour épileptiques consiste en ce que ces derniers vivent hors de la ville, s'occupent régulièrement, suivant un ordre établi, se soumettent à un genre de vie régulier, exempt de tout ce qui peut les exciter, ne prennent jamais une goutte d'alcool et sont bien nourris.

En 1893 une colonie pour épileptiques fut établie à Gallipolis, en Ohio. Le but principal de l'établissement était de soumettre les malades à un traitement et à un régime systématiques. Le nombre des pavillons était près de 20. En 1897 il y avait d'après le compte rendu du Dr Rutter 825 malades, 461 hommes et 344 femmes. Durant l'année 31 personnes, 18 hommes et 13 femmes, quittèrent l'établissement, étant tout à fait guéris; 55 personnes, 34

1. TURNER. *British medical Journal*, 1898.

hommes et 11 femmes, quittèrent l'établissement avec un mieux sensible ; 21, 11 hommes et 10 femmes — sans qu'il y ait de différence dans leur état ; 25, 14 hommes et 11 femmes, étaient morts.

On envisage comme guéris ceux qui n'ont pas eu d'accès pendant deux ans. Les malades s'occupent dans la colonie d'agriculture et de métiers. La vie y est strictement réglée d'après un certain programme. La viande est presque tout à fait exclue de leur table, dans tous les cas on n'en donne que très peu, en revanche on donne beaucoup de lait, de fruits et de légumes.

Des établissements de ce genre seront des œuvres véritablement charitables et chrétiennes et l'endroit qui leur convient le mieux sont les couvents, en Russie, à condition de placer à la tête de l'établissement un médecin, qui soit en même temps bon pédagogue.

Nous avons déjà dit que les épileptiques sont surtout dangereux par là que leurs accès éclatent subitement. Un homme calme, doux et tout à fait convenable, peut du coup se transformer en une brute et un assassin. Nous savons en outre combien les formes de l'épilepsie sont diverses et combien souvent elles s'associent et se combinent entre elles, sans que nous puissions le prévoir. Ces raisons nous font partager l'opinion de l'aliéniste le plus expérimenté sous ce rapport, le Dr Wildermuth [1] qui dit qu'il ne trouve ni possible, ni désirable d'avoir des établissements séparés pour les épileptiques qui peuvent guérir et ceux qui sont incurables, pour ceux qui sont mentalement bien portants et ceux qui ne le sont pas, pour les enfants et les adultes, etc. Le mieux est d'avoir un seul établissement à plusieurs divisions ; selon la nécessité on pourrait transférer le malade d'une division à une autre. Wildermuth trouve indispensables les divisions suivantes : celle pour les jeunes gens épileptiques capables de recevoir une instruction, la deuxième pour ceux qui s'occupent d'un métier, avec subdivisions pour enfants et adultes, la troisième avec tous les aménagements pour les travaux et les occupations agricoles et la quatrième pour les épileptiques chroniques fous et déments, avec une section pour les épileptiques souffrant d'accès de furie subits et une pour les enfants déments. De tels établissements doivent être dans la dépendance absolue de médecins qui doivent

1. WILDERMUTH. Zur Fürsorge für Epileptische. *Centralblatt für Nervenheilkunde von Kurella*, 1892.

de même diriger l'éducation et l'enseignement que l'établissement donne. D'après l'opinion d'Ewart[1] les colonies pour épileptiques doivent avoir les trois sections suivantes : celle des épileptiques mentalement sains, celle des épileptiques fous et celle des enfants épileptiques.

1. EWART. Epileptic colonies. *The Journal of mental science* 1892, 2.

# II

## ASSISTANCE DES ÉPILEPTIQUES

Chaque maladie est un malheur. Elle inflige des souffrances physiques, fait de la peine aux personnes qui entourent le malade, prive ce dernier de la possibilité de travailler, lui fait éprouver à lui et à sa famille des dommages matériels, oblige les autres à travailler pour le malade ou les en empêche, ce qui cause la ruine matérielle de la famille, etc. Beaucoup de maladies peuvent avoir des suites désagréables pour le malade, sa famille, la société entière. Mais il y a des maladies pénibles pour le patient par leur caractère même, des maladies qui éloignent de la famille, des amis, de la société, qu'on dissimule, parce qu'elles sont pénibles et effrayantes et qu'il est reçu de ne pas en parler. La dissimulation des maladies est un préjugé qui fait du tort au malade, ainsi qu'à la société. En forçant le malade de cacher telle ou autre maladie, on risque qu'étant négligée, cette dernière ne tire en longueur, ne devienne chronique et parfois même incurable. Ces malades peuvent être dangereux pour les personnes qui les entourent en les contaminant par ignorance et sans le vouloir ; mais, ce qui est plus grave encore, c'est qu'en négligeant leur maladie, ils font hériter à leurs descendants d'une organisation chétive, faible, ébranlée, mal pondérée et épuisée et parfois de la maladie même.

Est-ce juste d'envisager certaines maladies et les personnes qui en souffrent à ce point de vue-là ? Est-ce bien, est-ce rendre service à la société même ? C'est mal, sans nul doute, et cela ne peut que faire du tort à la société même. Malheureusement, les préjugés, ainsi que l'ignorance, tiennent ferme et il est difficile, parfois même dangereux de les combattre. Cependant, c'est indispensable de lutter avec eux. La meilleure manière de le faire est de répandre plus de connaissances parmi la société et le peuple. De la lumière, plus de lumière pour éclairer les ténèbres qui enveloppent l'esprit du peuple, cela sera autant de gagné dans la lutte.

Au nombre des maladies qu'il est reçu de taire, de dissimuler, qu'on évite même de nommer, se trouve l'épilepsie.

Combien de ces épileptiques n'y a-t-il pas parmi nous ! Quel est au fond leur nombre ?

Shoutelwort et d'autres affirment qu'il y a un épileptique sur 1 000 personnes bien portantes. Cela fait qu'en Russie les épileptiques formeraient une armée d'invalides montant à 1 200 000 personnes.

Ajoutons à cela que dans quelques cas les convulsions épileptiques sont accompagnées d'attaques de furie épouvantables, pendant le cours desquelles les malades peuvent sans s'en rendre compte commettre les crimes les plus horribles envers des personnes parfaitement innocentes et qui leur sont les plus chères. La chronique judiciaire prouve combien souvent les meurtres les plus atroces de parents, de femmes, de mari, d'enfants se commettent pendant ces accès-là.

Si les épileptiques peuvent être dangereux à la société, s'ils sont capables de commettre pendant leurs accès les crimes les plus atroces, ne faudrait-il pas, dans l'intérêt public, les interner dans des maisons de travail, des colonies correctionnelles, des prisons ?

Mais ils ne sont donc pas des criminels !

Il n'y a donc pas de place sur la terre pour les malheureux épileptiques ! Les personnes bien portantes ont peur de les garder auprès d'elles, les malades ne veulent pas d'eux, les maisons d'aliénés leur sont fermées et ils ne méritent pas le châtiment d'être emprisonnés.

Que faire d'eux, où les abriter ?

Il est clair que ce ne sont pas des personnes comme toutes les autres ; il leur faut donc aussi des institutions spéciales, où ils ne peuvent mettre en danger ni leur propre personne, ni les autres et où ils pourraient même se rendre utiles.

Ces institutions pour épileptiques ne sont rien de nouveau. Elles existent dans tous les pays civilisés du monde : en Amérique, en Angleterre, en France, en Allemagne, ce n'est qu'en Russie qu'il n'y en a pas.

Ces colonies pour épileptiques sont très bien organisées, vont très bien et donnent de très bons résultats. Nous sous-entendons sous bons résultats le fait que quelques-uns des épileptiques y guérissent, d'autres ressentent un mieux considérable et tous se sentent mieux et plus à l'aise qu'à la maison. Ils sont contents de leur existence, et la vie ne leur pèse pas. Que faut-il de plus ? Tous les pays civilisés du monde se sont arrêtés sur les colonies agricoles comme meilleur moyen de venir en aide aux épileptiques. Ces colonies s'établissent ordinairement hors de la ville, mais non loin de grands centres. La nécessité des deux conditions se comprend facilement ; on évite dans le premier cas le bruit, le train et les tentations d'une grande ville et on atteint dans le second une plus grande facilité à transporter les malades, à se procurer les vivres nécessaires, etc. Une vie calme et tranquille, un travail en plein air sagement organisé, l'air pur et vivifiant de la campagne, l'absence de tous les excitants d'une grande ville — raniment le sentiment de bien-être physique et mental des malades et rendent leur existence douce et facile.

On peut nous répliquer qu'en Russie aussi quelque chose a été fait pour les épileptiques. Mais, est-ce justement ce qui devrait être fait ? Voyons un peu ce qui se fait sous ce rapport chez les autres.

Comme la classe prédominante de tous les pays est celle des agriculteurs, il est clair qu'il y aura le plus d'épileptiques appartenant à cette classe-là, c'est pourquoi les travaux rustiques sont les occupations les plus appropriées à une colonie d'épileptiques. Mais comme aucun grand ménage ne saurait se passer de différents métiers, les artisans aussi peuvent trouver de l'ouvrage à la colonie. Tous peuvent s'y rendre utiles, les uns aux champs, les autres au jardin, au potager, à l'étable, au poulailler : les cordonniers, les tailleurs, les menuisiers, les forgerons, les blanchisseuses, les couturières et tous les autres représentants du travail physique y trouveront de l'ouvrage, chacun d'après ses aptitudes. En effet, ils travaillent avec zèle et récoltent les fruits de leur peine.

Il est évident qu'en réglant le travail du jour, on prend en considération non seulement la spécialité de chacun, mais encore sa capacité de se rendre utile à tel ou autre ouvrage ; c'est pourquoi il arrive souvent que les épileptiques doivent être habitués à de nouvelles occupations et qu'on leur enseigne un nouveau métier.

On a remarqué que dans les maisons pour les maladies nerveuses et mentales un grand nombre d'épileptiques meurent de la phtisie. Il est incontestable que le genre de vie enfermé de la maison contribue au développement de la maladie ; l'épilepsie elle-même agit jusqu'à un certain degré sur l'organisme en usant ses forces physiques et en diminuant sa force de résistance à tout ce qui peut lui nuire. C'est pourquoi il est très grave de placer les épileptiques dans des conditions d'existence telles qu'ils ne soient pas dans un milieu enfermé et malsain et que leur organisme puisse se fortifier et gagner plus de force de résistance et de réaction. De ce point de vue-là la vie régulière et le régime strictement observé des colonies doit certainement avoir une bonne influence sur les épileptiques et doit diminuer le pour cent des tuberculeux. Les occupations de la colonie préviennent les maladies physiques par leur effet salutaire sur l'organisme.

Accablés par la conscience de leur maladie et n'ayant pas l'espoir de guérir, beaucoup d'épileptiques tâchent de trouver l'oubli de leur malheur dans le vin. D'abord ils le font en connaissance de cause et de leur plein gré, plus tard ils deviennent esclaves de leur passion. A mesure que le vice se développe, la force de la volonté baisse. Le vin de son côté rend les accès d'épilepsie plus violents, trouble la raison, déprime les forces morales, développe les instincts et les tendances les plus vils et les plus bas. Il en résulte toute une série de mauvaises actions, de délits, de crimes même.

Le système des colonies pour épileptiques prévient l'alcoolisme par son régime sévère en interdisant dans l'enceinte de la colonie toute boisson alcoolique.

La vie à la colonie préserve le malade de beaucoup de soucis, de désagréments, d'excitations qui provoquent de l'émotion et un état affectif, contribuant par là à l'apparition de convulsions et d'accès épileptiques.

Placés dans une colonie à temps, les épileptiques ont plus de chances de guérir et s'ils se marient, la dégénération sera moins exprimée dans leur famille, que si leur vie s'était passée au milieu de l'existence des conditions normales.

En vue de tout ce qui a été dit plus haut, il serait très à désirer que le sentiment de charité envers les épileptiques pénètre les cœurs et qu'on tâche de trouver la meilleure manière de leur venir en aide. Leur sort mérite d'être pris en considération, même du point de vue de l'intérêt de l'état. La question de l'assistance des épileptiques ne pourra être résolue et effectuée que quand la société s'y intéressera et apprendra à les connaître.

La première question à résoudre est, si les colonies pour épileptiques sont indispensables, à qui le soin de les établir?

Comme partout et toujours le commencement en doit être fait par la charité publique, ensuite quand les résultats atteints seront évidents, la société et l'État doivent venir en aide. C'est ainsi que cela s'est passé dans les pays où de pareilles colonies existent.

Il s'y trouva des personnes au cœur charitable et à l'esprit clair qui désiraient venir en aide aux épileptiques. C'était ou bien une seule personne qui donnait le capital nécessaire et prenait sur elle le soin d'organiser l'établissement ou bien une société se formait pour le faire. Plus tard les institutions publiques y prirent part et les colonies pour épileptiques furent arrangées en grand; à Wuhlgarten, par exemple, il y a plus de 1 000 épileptiques, à Bielefeld à peu près 3 000.

Que faire de ces malheureux?

Avant tout les traiter. De quelle manière, c'est une question à laquelle nous n'allons pas toucher pour le moment. Disons seulement que des médicaments seuls ne suffisent pas, ce qui est plus grave, c'est une diète spéciale et l'éducation des enfants épileptiques.

Où donc les enfants épileptiques doivent-ils apprendre?

Les spécialistes les plus distingués sont parfaitement d'accord sur ce point. Les enfants épileptiques peuvent être divisés en deux catégories d'après leurs capacités intellectuelles. Celle des enfants aux capacités intellectuelles normales et celle des enfants dont les capacités sont au-dessous de la normale. Ce qui concerne les enfants de la première catégorie, ils peuvent et doivent être rendus dans les écoles que fréquentent tous les enfants bien portants, si leurs accès ne sont pas fréquents et ne peuvent provoquer des rapports désagréables avec les camarades.

Il n'y a aucune raison de craindre que ces enfants puissent offrir un danger quelconque à leurs camarades, car cette maladie n'est pas contagieuse et jamais il n'est arrivé qu'elle ait passé d'un enfant malade à un enfant bien portant. Il n'y a qu'un épileptique qui puisse l'avoir, c'est-à-dire les accès épileptiques ne peuvent se montrer que chez celui qui porte en lui le germe de la maladie depuis sa naissance. C'est pourquoi les personnes qui se trouvent à la tête d'un établissement ont tort d'en éloigner les enfants épileptiques, si les études de ces derniers vont bien et que leurs accès ne sont pas fréquents.

Il en est autrement des enfants dont le développement intellectuel est arriéré. Ces enfants doivent de même être élevés et apprendre, mais dans des établissements spécialement arrangés pour eux et adaptés à leur niveau intellectuel. Rendus à une école ordinaire, ces enfants feront du tort à leurs camarades et s'en feront à eux-mêmes ; ils se surmèneront en s'efforçant d'aller de front avec leurs camarades et leur difficulté à apprendre fera perdre du temps aux élèves bien portants. C'est pourquoi il faut qu'il y ait des écoles spéciales, avec des cours, des programmes et une méthode d'enseigner particulièrement adaptés au niveau intellectuel d'enfants épileptiques et en général d'enfants aux capacités intellectuelles au-dessous de la norme. Des écoles de ce genre existent dans tous les pays civilisés, ce n'est qu'en Russie qu'il n'y en a pas.

Que faire des épileptiques ayant passé l'âge de l'enfance dans l'intérêt de leur famille, de la société et d'eux-mêmes?

La position qu'occupent les fous, les idiots et les épileptiques dans un pays est la meilleure preuve du degré de la civilisation de cette dernière.

Presque tous les pays civilisés de l'Europe méritent la plus haute considération sous ce rapport et leurs administrateurs la plus grande estime. C'est sur l'Europe que nous nous arrêterons en étudiant la question de l'assistance des épileptiques,

En Allemagne cette question n'est rien de nouveau, elle date encore du siècle dernier. C'est en 1773 que l'évêque Frédérique Adam de Würtzbourg donna à l'hôpital Saint-Julien une maison spéciale pour donner asile et y traiter les épileptiques. En 1785, en fondant un hôpital à Francfort-sur-le-Main, on y réserva une aile de la maison aux épileptiques. C'est donc au XVIII° siècle que remontent les premières tentatives, très modestes, il est vrai, de donner aux épileptiques les soins nécessaires.

Au commencement du XIX° siècle c'est la princesse de Lippe-Detmold qui, la première, porta son attention sur les épileptiques, s'intéressa sur la manière de leur venir en aide et trouva que les colonies agricoles étaient ce qui leur convenait le mieux. En 1819 le gouvernement de la Bavière résolut de fonder des établissements pour épileptiques; par malheur cette résolution ne fut pas mise en exécution; c'est en Saxe que le premier établissement de ce genre fut fondé en 1878. Il exista jusqu'à 1882, quand il fut transformé pour servir à d'autres buts et ce n'est qu'en 1889 qu'un établissement pour

1. WILDERMUTH. Sonderkrankenanstalten und Fürsorge für Epileptische, 1899.

épileptiques, Hochweitzschen, y fut définitivement arrangé.

Cependant, quoiqu'il n'y eût pas d'institutions spéciales pour les épileptiques, on les plaçait dans les maisons pour idiots et aliénés depuis les années quarante de notre siècle. Le Dʳ Reimer fonda un établissement pour épileptiques à Gorlitz l'année 1855 ; il n'exista pas longtemps et reçut une autre destination.

Dans les autres pays l'intérêt pour les épileptiques se fit jour vers la moitié de notre siècle. C'est ainsi qu'en France un établissement pour épileptiques fut fondé à Laforce en 1862. La même année un petit établissement est fondé à Pfingstweide près Tettuang au Wurtemberg. En 1866, d'après l'initiative du conseil des missions intérieures de l'Allemagne du Sud-Est, un établissement pour épileptiques fut fondé à Stettin au Wurtemberg ; son administration fut réunie à celle d'une maison pour idiots qui existait déjà. Vers la même époque remonte la fondation du fameux établissement pour épileptiques de Bethel près de Bielefeld au Hanovre ; nous en reparlerons plus en détail plus bas.

Depuis 1870 à 1880 toute une série d'établissements pour épileptiques et pour idiots est fondée en

Allemagne : en 1877 l'établissement de Kreuzhilf joint à celui du Hartz ; en 1880 l'asile pour épileptiques de Rottenbourg dans le Hanovre, en 1881 à Mariahilf en Westphalie, en 1882 à Karlhof près de Rostenbourg en Prusse. La même année l'établissement pour idiots et épileptiques de Tabor près de Stettin fut joint à celui pour idiots de Kückenmühle. L'Alexianenanstalt pour épileptiques et idiots près d'Aix date de 1883. En 1886 un établissement très bien organisé fut fondé à Zurich. Wuhlgarten, près de la station Biesdorf près de Berlin, est aussi un établissement parfaitement aménagé pour 1 000 épileptiques. Enfin, en octobre 1894 fut ouvert le nouvel établissement pour plus de 1 000 épileptiques d'Uchtspringe, à mi-chemin entre Berlin et Hanovre.

Cet aperçu du développement des établissements pour épileptiques prouve que c'est en Allemagne que le plus grand nombre en a été fondé pendant ces dernières dizaines d'années. La nation allemande n'a pas ménagé les moyens pour venir en aide aux épileptiques, se rendant bien compte que cette maladie est un grand malheur non seulement pour le patient, mais de même pour la famille, la société, l'État et les générations à venir. Cette même considération a fait voter la loi de 1890 concernant les épileptiques.

Cette loi dit : « Le comité de l'assistance des pauvres et des malades a l'obligation de veiller à ce que ceux des aliénés, des idiots, des épileptiques, des sourds-muets, des aveugles qui demandent à être placés dans un établissement trouvent le traitement et les soins nécessaires. » Depuis ce temps les malheureux épileptiques et leur famille trouvent une protection et un soutien non seulement dans la charité publique, mais aussi dans la loi, qui n'est pas une naïve parole en Allemagne, car elle a été dictée par la volonté du peuple et en connaissance de cause.

Cette loi a fait recueillir avant tout les données statistiques sur le nombre des épileptiques dans les différentes parties de l'État. C'est en se basant sur ces données que chaque province veille à ce que ses épileptiques soient placés dans tel ou autre établissement.

D'après ces données statistiques il se trouve que la Prusse orientale a sur 2 000 000 d'habitants 460 épileptiques qui exigent à être internés. On les a établis à Karlhof. Dans la Prusse occidentale, avec 1 million 1/2 d'habitants, il a fallu construire un nouvel établissement pour les épileptiques à Konrad-stein. Dans la province de Posen 900 épileptiques se trouvent sur 1 million d'habitants ; ils ont été établis en partie dans l'asile religieux des Samaritains allemands à Kraschenitz, en partie à l'asile Lazarus à Furstenwald et dans la maison pour aliénés de Drikanka à Kosten. En Silésie, qui a 4 400 000 habitants, les épileptiques furent placés en partie dans les établissements de Fribourg, en partie dans ceux de Lublenitz et de Katonitz. La Poméranie, avec 1 500 000 habitants, a placé 244 épileptiques à Tabor près de Stettin. Le Brandenbourg, avec 4 500 000 habitants, a un établissement pour 280 épileptiques à Potsdam et construit deux pavillons pour le nombre de 120 malades chacun à Neu-Ruppin. La province de Schleswig-Holstein, avec 1 200 000 habitants, s'est prononcée contre la fondation d'établissements particuliers pour les épileptiques et en a placés 120 à Bielefeld et 60 dans d'autres établissements. Le Hanovre, avec 2 400 000 habitants, entretient 278 épileptiques à Rottenbourg et 279 à Bielefeld. La Westphalie, avec 2 700 000 habitants, a 262 épileptiques à Bielefeld et 125 à Lindenhof et Marienstift. Le Hesse-Nassau, avec 1 100 000 habitants, a 11 épileptiques à Bielefeld et 41 dans d'autres établissements. Les provinces du Rhin, avec 5 100 000 habitants, donne abri à 882 épileptiques, dont 254 à Bielefeld, 109 dans la maison des pauvres à Trier, 89 à Mariaberg, 132 dans l'établissement Raat; le reste est placé dans les asiles des différents ordres religieux.

Dans la Bavière Supérieure on a l'intention d'arranger un pavillon particulier pour les épileptiques à l'hôpital du district, mais jusqu'à présent cette intention n'a pas été effectuée. A Bade les épileptiques sont placés à Herhen et Kork dans des établissements appartenant aux ordres religieux. Les épileptiques des petites provinces de l'Allemagne sont placés en partie à Bielefeld, en partie dans d'autres endroits. Ces provinces ont en vue de fonder des établissements à Anhalt et à Hessen. Au Brunswick on a déjà quêté le capital nécessaire pour fonder un établissement privé pour épileptiques.

L'Allemagne occupe donc la première place entre tous les autres pays par rapport à la question de l'assistance de ses malades. La Prusse et la Saxe garantissent à tous leurs épileptiques la possibilité d'être placés dans des établissements, les autres parties de l'Allemagne seront bientôt dans la même position. L'État, la société, les ordres et les confréries religieuses, différentes institutions, ainsi que la charité privée s'unissent et y vont au-devant des malheureux, se rendant compte qu'en les soulageant, ils agissent dans les intérêts des familles, de la patrie et des générations à venir. L'Allemagne peut être fière des soins qu'elle donne à ceux de ses membres qui sont voués à la souffrance ; elle mérite l'estime de toutes les autres nations sous ce rapport et peut leur servir d'exemple. C'est un pays où la science jouit de la plus haute considération et les savants sont traités avec tous les égards.

Trois des établissements de l'Allemagne, arrangés spécialement pour les épileptiques, méritent une attention toute particulière, ce sont : Wuhlgarten près de Berlin, Uchtspringe entre Berlin et le Hanovre et Bethel à Bielefeld.

*Wuhlgarten.* A deux ou trois stations de Berlin, sur la route de Konigsberg, se trouve la station de Biesdorf. Il n'y a que les trains omnibus qui s'y arrêtent, les trains de grande vitesse passent sans lui payer la moindre attention. Ce n'est pas étonnant, car la station n'est qu'une petite maisonnette, solitaire et perdue dans les champs. Au loin, à un kilomètre à peu près, on voit le village de Biesdorf, à droite 14 ou 15 bâtiments construits dans un cer-

tain ordre, quelque établissement, selon toute appa-
rence. En effet, c'est Wuhlgarten. Il se trouve à
trois quarts de kilomètre de la station et y est relié
par une allée très bien entretenue même en hiver.
Pour le moment l'allée ne donne pas encore d'ombre, mais elle en donnera dans 7 ou 8 ans. L'établissement n'étant fondé que depuis peu, ce n'est pas
étonnant que les arbres de l'allée, ainsi que ceux
des jardinets entourant les bâtiments, sont encore
jeunes et faibles et ne donnent pas d'ombrage.

Tout l'établissement comprend un certain nombre
de bâtiments, partagés en deux groupes : l'un d'eux
consiste de bâtiments à deux et trois étages, occupés
par les malades, l'administration, les logements des
médecins, l'école, etc. Le second groupe, éloigné à
quelque distance , consiste d'une vingtaine de petites
maisonnettes et forme une espèce de petite colonie
pour les hommes travaillant aux champs.

Cet établissement a été construit en 1885 pour
600 malades. Le nombre des malades se trouvant
être plus grand, quelques bâtisses y furent ajoutées
de manière à pouvoir placer en tout de 1 000 à
1 100 malades : 500 hommes, 500 femmes et 100
enfants. L'établissement possède 96 hectares de terre,
divisée de la manière suivante : 36 hectares sont

occupés par les bâtisses et le jardin, 42 par les champs cultivés et 11 par les prairies. L'eau est amenée par le conduit général du village. L'éclairage se produit par l'électricité.

En passant l'enceinte de l'établissement, on entre avant tout dans une allée, qui longe presque toute la propriété. A droite de l'allée se trouvent les bâtiments qui contiennent les logements du directeur, des médecins, des employés, la chapelle, la bâtisse où l'on dépose les morts, etc. Derrière ces constructions se trouve le jardin, qui est encore jeune et qui ne donne pas d'ombre, mais qui en promet dans l'avenir et à gauche de l'allée se trouvent les maisons où logent les malades ; au centre celle de l'administration, à droite de celle-ci les maisons occupées par les hommes, à gauche celles où logent les femmes. La maison réservée aux enfants est placée à l'écart. Toutes les maisons sont entourées de jardinets et de parterres. Lors de ma visite à Wuhlgarten, les parterres étaient verts, malgré le mois de décembre. Avec le temps, quand les arbres et les buissons deviendront plus grands et plus touffus, chaque pavillon sera isolé des autres par son jardin. Le pavillon des enfants contient au premier les classes, les ateliers et les chambres de récréation, au second les dortoirs, la salle à manger et une salle spécialement réservée à la gymnastique,

L'école se trouve à part et les leçons y sont données par un maître d'école. Malheureusement l'enseignement s'y fait d'une manière très primitive ; il suit la même méthode que celui des enfants normales, voilà pourquoi ces résultats laissent beaucoup à désirer. Les médecins espèrent la réformer sous peu et la mettre au niveau du dernier degré que l'enseignement moderne des enfants épileptiques et arriérés a atteint.

Excepté les maisons pour les malades calmes, il y a, à la section des hommes, ainsi qu'à celle des femmes, un pavillon à 120 personnes pour les malades furieux, agités, faibles et incurables. Dans chacun des pavillons se trouvent huit chambres isolées. Les deux pavillons sont séparés des autres par une haute muraille.

Dans ces mêmes pavillons se trouvent un local de réception, où chaque malade nouvellement arrivé reste en observation, jusqu'à ce que l'on décide dans quelle section le placer.

L'expérience a prouvé que 120 places dans chacun de ces pavillons n'étaient pas suffisantes. Le nombre des malades agités est bien plus grand que l'on ne s'y attendait. Ainsi, pour le moment il y en a 140 au lieu de 120. Il n'est pas à désirer en outre que beaucoup de ces malades soient rassemblés à un seul endroit. Beaucoup d'entre eux ont un caractère très irascible, ce qui fait naître des querelles et des désordres.

Excepté les pavillons pour les épileptiques calmes et les épileptiques agités, il y a dans chaque section un pavillon pour les maladies physiques et à la section des hommes un pour les maladies infectieuses. Dans les pavillons pour les malades calmes se trouvent au premier les chambres où les malades passent la journée, au second les dortoirs.

L'établissement hydrothérapique se trouve dans une maison à part et contient, excepté les douches, un grand bassin où l'on peut nager.

Le personnel médical est représenté par le directeur et ses cinq assistants. Les appointements des médecins sont très petits : le directeur reçoit 6 000 m. et ses assistants par 2 000 m., excepté le logement. Ni le directeur, ni ses assistants n'ont le droit de pratiquer en dehors de l'établissement

Mené d'après les dernières données de la science, l'établissement a ses laboratoires et ses cabinets scientifiques. Le directeur, le D$^r$ Hebold, est un homme d'autorité dans la science. L'un de ses assis-tants, le D<sup>r</sup> Bratz, a publié toute une série de tra-vaux sur l'épilepsie et j'ai eu moi-même l'occasion d'examiner quelques unes de ses préparations de corne d'Ammone dans des cas d'épilepsie syphilitiques, ainsi que d'autres, dont la description doit encore être publiée. Le côté clinique, ainsi que la thérapie pratiquée à l'établissement sont basés sur le dernier mot de la science. L'ordre, le calme et la tranquillité, de même que les mesures hygiéniques les plus sévères y sont strictement observés et règnent par-tout. C'est le règne de la science adaptée à la vie pratique et la vie pratique servant de matériel à la science.

Ce qui vient d'être décrit n'est qu'une partie de toute l'institution, la maison de santé proprement dite.

La colonie se trouve à quelque distance. Elle con-siste de petites maisonnettes, habitées chacune par 4 ou 6 malades, qui travaillent à la ferme et aux champs. L'établissement possède aussi des ateliers de menuisiers, de cordonniers, de tailleurs, de relieurs et d'autres où tous les travaux sont exécutés par les malades. La cuisine est parfaitement amé-nagée. Une propreté et un ordre idéal y règnent.

Tout l'établissement en général mérite la plus haute considération et peut servir d'exemple digne d'être imité,

L'établissement d'*Uchtspringe* le surpasse encore, si c'est possible. Il est situé à 131 kilomètres de Berlin et à autant du Hanovre. L'avantage d'Uchtspringe sur Wuhlgarten est que le côté médico-pédagogique y est mieux organisé. Pour le reste Uchtspringe ne cède en rien à Wuhlgarten.

L'histoire de sa fondation est telle : les institutions provinciales de la Saxe formèrent en 1890 une commission avec le concours du célèbre spécialiste pour l'épilepsie, le D<sup>r</sup> Wildermuth, pour trouver le meilleur moyen de l'assistance des épileptiques. D'après les données statistiques il y avait en Saxe 1593 épileptiques et 2382 idiots, dont 336 épileptiques et 842 idiots exigeaient à être internés. Comme il existait en Saxe l'établissement privé pour épileptiques du pasteur Kobelt, Neunstadt, on pensa d'abord à l'agrandir et à se borner à y ajouter les bâtisses nécessaires. Après avoir visité l'établissement et avoir comparé ses ressources aux exigences des données statistiques, la commission vint à la conclusion que, même agrandi, il ne pouvait suffire. Il fallut chercher un nouvel

endroit convenant à l'installation d'un établissement.

On s'arrêta sur l'endroit Mordekühl dans le district de Gardelegen. Le site en est très pittoresque et
les conditions hygiéniques ne laissent rien à désirer.
Le terrain fut acheté et l'on décide d'arranger l'établissement d'abord pour 500 idiots et épileptiques,
avec la possibilité d'agrandir ensuite jusqu'à 1 000
personnes et plus. 3 152 000 m. furent assignés à
sa construction et à son aménagement. Le nom peu
harmonieux de l'endroit fut changé en celui de
Uchtspringe, d'après la rivière Uchte qui y passe.
L'unique inconvénient de l'endroit était la distance
qui le séparait d'une grande ville.

La quantité du terrain acheté équivalait à 800
morgues dont 300 sous champs, 40 sous les bâtisses ;
le reste était couvert de forêts et de marécages.
Une station de chemin de fer fut construite à un
kilomètre de l'établissement.

La propriété d'Uchtspringe est un peu élevée et se
trouve à 65,85 mètres au-dessus du niveau de la
mer. Les bâtiments sont entourés du terrain appartenant à l'établissement : au Midi les prairies, au
Nord et au Nord-Ouest les champs, à l'Ouest, sur
une colline, la forêt ; le monticule Springberg se

trouve aussi au Midi ; la rivière Uchte passe derrière le Springberg. Une jolie tourelle au sommet de la montagne sert de réservoir pour le conduit d'eau. Les terres de l'établissement touchent à une propriété impériale, une magnifique forêt de chasse. Une source d'eau ferro-acido-carbonique se trouve dans l'enceinte dés terres, ainsi que des endroits marécageux contenant du limon ; l'un et l'autre sont exploités et servent comme moyen médical.

Le fameux aliéniste allemand le D$^r$ Alt se trouve à la tête de l'établissement ; il avait été nommé avant que les travaux de construction fussent commencés et c'est sous sa surveillance qu'ils furent exécutés. L'établissement était prêt en 1894 et au mois de septembre 173 épileptiques y furent reçus.

A un demi-kilomètre de l'établissement se trouvent quelques petites maisonnettes, habitées par les familles des employés, des mécaniciens et des serviteurs qui, s'étant distingués par leur zèle à leur service, l'avaient quitté pour telle ou autre raison : d'un à trois malades demeurent à titre de locataires dans ces maisons, avec l'autorisation de l'administration, formant une espèce de patronage familial. Cette manière de loger les malades sous la surveillance immédiate du personnel médical, donne la

possibilité d'en recevoir plus et sert d'encourage-
ment aux serviteurs. Il a cependant été remarqué
qu'en passant de l'établissement au patronage familial,
les malades souffraient d'accès plus violents et plus
fréquents. Il est difficile de s'en expliquer la raison,
mais le fait par lui-même mérite d'être remarqué.

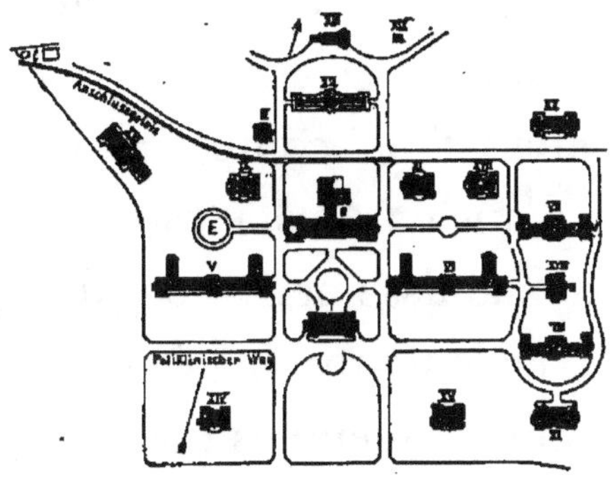

Fig. 1. — I Maison de l'administration. — II Dépendances. — III Villa
pour 40 malades. — IV Logement du mécanicien. — V Corps de bâtiment pour 100 hommes. — VI Corps de bâtiment pour 100 femmes. —
VII Corps de bâtiment pour 80 fillettes. — VIII Corps de bâtiment pour
80 garçons. — IX Villa pour 40 hommes. — X Maison pour 50 travailleurs
du nombre des malades. — XI Maison pour les employés. — XII L'hôpital. — XIII Le local où se font les autopsies et la chapelle. — XIV Villa
pour 25 hommes convalescents. — XV Villa pour 25 femmes convales-
centes. — XVI Maison pour les assemblées. — XVII Villa pour 40 hommes.
XVIII L'école. — XIX La chambre de désinfection. — XX L'hôpital
d'enfants.

Les malades s'occupent de travaux de champ et
de différents métiers ; il y a entre eux des menuisiers, des cordonniers, des tailleurs, des selliers, des

vanniers, des relieurs, des serruriers et d'autres : les femmes cousent, s'occupent du ménage, travaillent à la cuisine, à la buanderie, etc. Tous les malades nouvellement reçus gardent le lit tant qu'ils restent en observation ; même au lit ils ne sont pas dispensés d'occupations, ils collent des cartonnages, tricotent, etc.

Un ordre exemplaire, de la propreté, de l'exactitude règnent partout.

Le plus difficile est de combattre la malpropreté et le désordre d'anciens malades, qui en ont pris l'habitude aux établissements où ils avaient été d'abord, mais avec le temps on réussit à vaincre ces restes de négligence. Quelques-uns des petits malades donnent de même pas mal de fil à retordre. Ce sont tout à fait de petites bêtes sauvages et indisciplinées ; cependant, avec la patience, on réussit peu à peu à s'en rendre maître.

Tous les malades nouvellement arrivés sont soumis à un examen médical des plus minutieux ; le traitement et le régime sont menés d'après les dernières données de la science.

Le D<sup>r</sup> Alt, de même que ses assistants, sont dévoués à la science et l'étudient avec zèle. L'établissement possède des laboratoires et des cabinets très bien organisés, une bibliothèque, en général toutes les ressources scientifiques nécessaires.

Une ambulance et une polyclinique attachées à l'hôpital prendront un plus grand développement à l'avenir, sans doute.

Les malades sont traités avec la plus grande humanité et beaucoup de sollicitude.

L'avantage d'Uchtspringe sur les autres établissements de ce genre en Allemagne est que le côté médico-pédagogique y est parfaitement organisé. L'école, située entre le corps de bâtisses des hommes et celui des femmes, est divisée en école de garçons et en école de petites filles. Elle a trois classes. On s'occupe dans la première spécialement de correction de la prononciation et de leçons de choses, en poursuivant le but de développer l'impressionnabilité des organes des sens des élèves et de les habituer à concentrer leur attention.

Le cours de la seconde classe est pareil à celui de la classe préparatoire des écoles normales et celui de la troisième à celui de la classe moyenne des écoles normales. On a trouvé que les élèves des classes inférieures font le plus de progrès, ceux des classes supérieures en font beaucoup moins. Il n'est pas étonnant qu'étant menée avec tant d'humanité et tant de savoir-faire, l'école change les petits idiots en êtres plus ou moins raisonnables et que grâce au régime de l'établissement les malades, qui autrefois se sentaient à charge à tout le monde, deviennent des membres utiles de la société.

Si l'on admet que la science allemande occupe la première place dans beaucoup de régions, y ayant atteint un degré très haut, et que le sentiment de morale est le plus développé dans la nation allemande, il faut convenir de même que le bon cœur des Allemands, prouvé par leurs œuvres de charité, peut servir d'exemple aux autres nations. L'établissement de *Béthel* près de Bielefeld en donne la meilleure preuve. Wuhlgarten et Uchtspringe représentent, sans contredit, le dernier mot de la science par rapport au côté médical de l'assistance des épileptiques. Béthel ne peut pas prétendre à être compté parmi les établissements de premier ordre au point de vue sanitaire. Au contraire, la médecine et les mesures sanitaires s'y trouvent au second plan et n'y sont que souffertes, cela n'empêche pas que leur bonne œuvre ne nous remplisse d'admiration et ne nous fasse désirer que l'exemple en fût suivi chez nous.

Non loin du Hanovre se trouve la petite ville de

Bielefeld. Il y existe une colonie pour 3 000 épileptiques, connue sous le nom de *Béthel*. L'histoire de cette colonie est belle : il existe dans les provinces du Rhin, ainsi que dans le reste de l'Allemagne, une ligue de missionnaires dont l'activité se borne à l'intérieur du pays, c'est pourquoi elle porte le nom de mission intérieure. Une des sections de cette ligue est la confrérie du Rhin et de Westphalie. C'est sous le patronage de cette confrérie qu'existait depuis les années soixante de notre siècle un établissement pour idiots et déments. En 1868 le président de la section, le pasteur Belké, fit remarquer à la confrérie qu'excepté les malades tombés en idiotisme et en démence, il y avait encore des malheureux qui méritaient l'assistance de la confrérie, c'étaient les épileptiques. Les données de la conférence étaient à tel point persuasives, que la confrérie accepta son idée et décida d'arranger, à titre d'essai, un petit établissement pour épileptiques à Bielefeld. On acheta une petite maison près de la ville avec 75 hectares de champs et de forêts et en 1867 l'asile y fut ouvert. Le maître d'école Unselt fut nommé inspecteur de l'asile et le pasteur Simon fut mis à la tête de l'institution. Quatre malades étaient les premiers à trouver asile dans cette institution de charité,

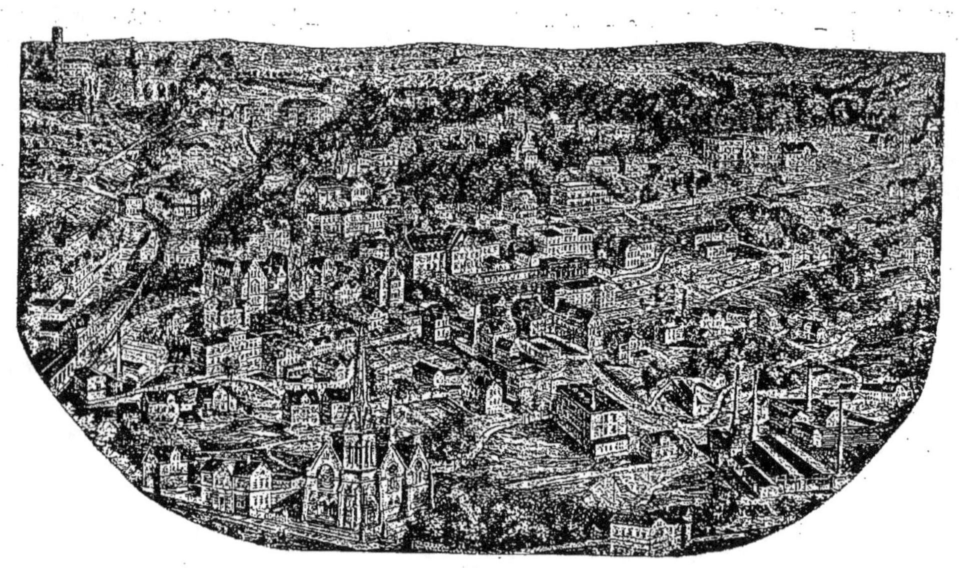

Fig. 2.

reformée d'une simple maison de paysan. On était obligé de refuser à beaucoup de malades qui désiraient y entrer, manquant de place et de moyens. On fit appel à la charité publique et les moyens se trouvèrent. Une maison pour 180 épileptiques fut achevée en 1871 et vers l'automne commença à fonctionner. A la tête de l'institution fut mis un homme d'une énergie inaltérable et de capacités d'organisation tout exclusives — le très estimé pasteur Bodelschwing, qui a mis toute son âme dans cette bonne œuvre et qui l'a développée au point que, pour le moment, elle donne abri à 3 000 épileptiques.

Il avait été décidé d'abord de n'accepter que des enfants de l'âge scolaire ; mais les circonstances et la nécessité de la vie ont fait changer la décision et ont fait suivre à l'établissemeut une voie plus large. Un grand nombre de malades de tous les âges se présentait, des malades qui exigeaient à être surveillés, qui étaient à charge à leur famille et dont la vie était un tourment pour eux-mêmes. On n'avait pas le cœur de les renvoyer, on ne se croyait pas en droit de jeter dans la rue des personnes malades qui sollicitaient un abri. Il fallut agrandir l'établissement. La confrérie l'élargissait de plus en plus, selon la nécessité, trouvant aide et moyens chez les âmes charitables.

On avait la crainte d'abord que la vie en commun d'un si grand nombre d'épileptiques n'agît mal sur eux et l'on se demandait s'il ne valait pas mieux éviter à les réunir en trop grand nombre. La pratique a démenti cette crainte et a prouvé que le malheur commun provoque le désir de s'entr'aider et de se prodiguer mutuellement des soins, et non la crainte et l'éloignement. Le malheur commun à tous rapprochait les pensionnaires de la colonie et leur servait de lien d'amitié.

La vie calme et régulière de l'établissement, l'absence de sujets d'excitation, de tentation et d'excès faisaient que les accès devenaient moins fréquents et que l'état d'âme des malades devenait plus tranquille et plus paisible. L'ordre et la régularité de la vie, un travail sensé et pas trop fatigant, une bonne nourriture, la surveillance continuelle et le traitement médical avait de même une bonne influence sur eux. Le résultat en fut que les accès devenaient quatre fois moins fréquents qu'ils n'avaient été tant que les malades étaient à la maison. En diminuant la violence et la fréquence des accès, on prévenait l'état de démence, dans lequel les malades venaient échouer ordinairement.

Plus le nombre des malades augmentait, plus leur
travail était varié, ce qui facilitait l'existence de
l'établissement, en diminuant les dépenses de son
entretien.

Cependant, malgré le désir des frères de venir
en aide à tous leurs prochains et de recevoir le plus
grand nombre de malades possible, ils ne pouvaient
pas élargir les murs et il fallait refuser l'entrée à des
centaines de malades.

C'était une contradiction à la première règle du traitement de l'épilepsie, celle de le commencer aussitôt
que possible, avant que la maladie ne prenne racine
et ne devienne incurable. Manquant de place, on
était obligé de refuser l'entrée à des malheureux
qu'on expulsait de l'école et de toutes les institutions,
que la société repoussait et dont la famille même se
détournait, les trouvant à charge.

La question se compliquait par l'impossibilité de
placer ensemble hommes, femmes, jeunes gens,
jeunes filles, adolescents et petits enfants. Il fallait
les séparer, ce qui augmentait la difficulté de les
placer et de les surveiller.

On prit recours à une manière de les loger moins

chère. Des pavillons à 10-12 personnes chacun furent construits et l'on y plaça des malades à peu près de la même catégorie.

Un nouvel obstacle survint : il fallait plus de surveillance. Où trouver les personnes à qui l'on pouvait confier le soin de ces malades? Les prendre aux gages? Soigner et surveiller des épileptiques n'est pas chose facile. Il fallait ou bien payer très cher, ou bien se contenter de personnes qui n'étaient pas à la hauteur de leur poste et n'inspiraient pas une pleine et entière confiance.

Une heureuse coïncidence tira l'administration d'embarras. Une nouvelle institution fut fondée non loin, la maison des diaconesses westphaliennes, dont le but était de former des sœurs de charité pour soigner les malades indigents et pauvres. La nouvelle maison reçut le nom de Sarepta et dès les premiers jours de son existence elle entra en connexion avec Béthel. Les diaconesses de Sarepta se vouèrent toutes entières aux soins des épileptiques de Béthel et finalement les deux institutions ne firent plus qu'un. Bientôt s'y joignit l'institution pour former des frères de charité, dirigée et surveillée par le pasteur de Bodelschwing. Pour le moment les membres de cette institution se comptent par centaines et tous ils vouent leur vie aux soins des hommes et des enfants épileptiques. C'est ainsi que furent fondées les institutions de Sarepta pour les diaconesses et celle de Nazareth pour les frères de charité. Le pasteur de Bodelschwing se mit ensuite à organiser les travaux des malades. Au commencement chacun d'eux s'occupait de ce qu'il savait et avait envie de faire. Quand le nombre des malades augmenta, il fallut mettre un certain ordre dans les travaux, leur donner une organisation régulière. La direction des travaux de chaque atelier fut confiée à un maître artisan qui recevait les commandes et surveillait la manière dont elles étaient exécutées. D'abord ces directeurs d'atelier étaient choisis parmi les malades. Mais l'affaire ne marcha pas : tantôt les mesures se trouvaient être embrouillées, tantôt une commande tardait, parce que le maître avait eu un accès, tantôt survenait encore quelque obstacle. Il fallut confier la direction de chaque atelier à une personne prise à gage, ce qui revenait très cher, car il fallait payer à Béthel plus qu'on ne payait ordinairement ailleurs.

Comme la plus grande partie des malades appartenaient aux classes inférieures, le plus grand nombre d'entre eux étaient agriculteurs, c'est pourquoi il fallut agrandir le domaine, en achetant le terrain avoisinant. Le pasteur de Bodelschwing demanda qu'on lui donnât un aide ; le personnel médical dut de même augmenter d'activité, quoique cette dernière n'ait jamais atteint la hauteur de sa position. Il fallut faire de grandes dépenses pour le conduit d'eau, pour l'aménagement des ateliers, etc. Le pasteur de Bodelschwing savait toujours se tirer d'affaire et veillait à tout. Les moyens se trouvaient et peu à peu plusieurs petits biens avoisinants furent achetés ; Béthel devint presque aussi grand qu'un duché.

Les ateliers, casés d'abord dans des sous-sols et des hangars, furent passés dans un bâtiment spécialement construit dans ce but. L'établissement a pour le moment sa propre boulangérie, ses ateliers de menuiserie, de serrurerie, de tailleurs, de cordonniers, de potiers, de confectionneurs de meubles, sa fabrique à briques, son établissement de jardinage, etc. On fit appel à la société en demandant d'envoyer à l'établissement tous les objets qui n'étaient plus bons à rien et dont on se débarrassait ; à la suite de cet appel, Béthel reçoit tous les jours 20 à 40 colis d'objets cassés et jetés comme ne pouvant plus servir à rien ; on les arrange, on les recolle et en prépare toute sorte d'objets qui sont vendus ou utilisés d'une manière quelconque. De 70 à 80 malades sont occupés tous les jours à remettre ces objets en ordre et à les rendre bons à quelque chose. La vente s'en fait dans deux boutiques à des prix très minimes.

La colonie possède une bibliothèque avec un très grand nombre de livres scientifiques.

Elle a deux écoles, l'une pour des garçons, l'autre pour des petites filles, dont chacune est divisée en école pour enfants mentalement normales et école pour enfants arriérés. Les écoles normales ont six classes.

La colonie a un bâtiment spécial, réservé aux malades qui peuvent payer ; les hommes et les femmes sont séparés, ainsi que ceux dont les capacités mentales ont souffert et ceux dont la vie mentale est restée intacte.

En 1892 une chapelle fut érigée avec un local où se déposent les morts et où se font les autopsies. Depuis, les trois institutions, Béthel, Sarepta et Nazareth forment une congrégation indépendante, la commune de Sion. C'est ainsi que peu à peu se développa cette commune de 4 000 personnes, dont les membres, voués au malheur par leur maladie, viennent s'y réfugier et y chercher un abri paisible et tranquille, avec la possibilité de travailler et la conscience que leur travail n'est pas inutile, qu'il contribue à leur entretien, ainsi qu'à celui de plus malheureux qu'eux, qui ne sont même pas en état de travailler. Quoique chaque membre de la colonie soit libre de la quitter à son gré, il n'y en a que très peu, 7 à 8 pour 100, qui s'en vont. Le reste continue à vivre dans la colonie, trouvant de la consolation dans l'espoir d'une guérison possible dans l'avenir.

D'abord les dépenses de l'établissement étaient défrayées par les donations et le produit du travail des malades, ensuite les institutions communales commencèrent à y envoyer leurs malades en payant pour leur entretien. Les provinces du Rhin et la Westphalie étaient les premières à leur envoyer leurs épileptiques : leur exemple fut bientôt suivi par les communautés de Hessen-Nassau, Lippe-Detmold, Lippe-Schaumbourg. Waldeck, Oldenburg, Brême, Hambourg, Lubeck et Hessen-Darmstadt.

Depuis ce tout dernier temps le Hanovre a son établissement pour épileptiques à lui et y a fait passer une partie de ses malades, placés à Bielefeld, ce qui donna la possibilité au Schleswig-Holstein d'y envoyer les siens. D'après l'exemple de Bielefeld, les confréries évangéliques organisèrent des asiles pour épileptiques dans différents autres endroits de l'Allemagne, certainement en dimensions qui ne peuvent pas rivaliser avec Bielefeld même approximativement.

Jusqu'à 1898 — 5028 épileptiques avaient été reçus à Bielefeld, dont seulement 388, donc 7,72 pour 100, ont quitté l'établissement comme étant guéris et 991, 19,71 pour 100 sont morts.

Excepté les épileptiques, il y a à Bielefeld bon nombre d'idiots, de paralytiques et d'autres malades qui avaient souffert de convulsions pour telle ou autre raison et avaient été envoyés à Bielefeld, ayant été pris pour des épileptiques. Il s'y trouve aussi un certain nombre de personnes, qui, quoique ne souffrant d'aucune maladie nerveuse, n'ont ni gîte, ni la possibilité de pourvoir à leur existence, qui ont fait naufrage dans la vie pour telle ou autre raison. L'existence paisible et régulière de la colonie leur permet de rassembler de nouvelles forces pour recommencer le combat de la vie.

Depuis peu une maison spéciale a été construite pour les jeux et les spectacles. Il s'y trouve une scène de théâtre avec une salle pour 1 500 personnes qui sert pour les représentations théâtrales, les concerts, les exercices de gymnastique, les jeux d'enfants, etc. L'inauguration de cette salle en 1897 a été honorée par la présence de l'empereur et de l'impératrice, de même que quelque temps auparavant l'inauguration de l'église de Sion l'avait été. C'est ainsi que pour le monarque d'un état constitutionnel rien dans son empire ne semble être trop insignifiant et offrant trop peu d'importance.

Le jour de Noël est celui qui se fête avec le plus de solennité à la colonie. Tous les « pères » et toutes les « mères » des différentes sections (Hausvater et Hausmutter) se rassemblent chez le pasteur pour choisir avec son autorisation les cadeaux les plus utiles à leurs pensionnaires et pouvant leur faire le plus de plaisir. La veille de Noël arrive. Tous ceux qui sont capables de se mouvoir vont à l'église de Sion, ceux qui ne le peuvent pas sont portés à la chapelle de Sarepta. Après le service on allume l'arbre de Noël et l'on distribue les cadeaux. Une expression de joie et de plaisir illumine du moins ce soir-là le visage de tous, des grands et des petits, de ceux qui ont pleine conscience de l'importance du jour, ainsi que de ceux que la vue seule de l'arbre illuminé et orné fait sourire de plaisir.

Béthel ne borne pas son activité au traitement de ses pensionnaires. L'établissement distribue dans le courant de l'année entre les épileptiques qui n'y demeurent pas près de 160000 poudres à 20 grammes de bromure de natrium chacune. Les personnes pauvres, qui forment presque le quart, ne paient rien.

Voilà l'aperçu historique donnant une notion générale sur le développement et l'existence de la colonie de Béthel.

J'ai visité Béthel au mois de janvier 1900. Informé d'avance de tout ce qui vient d'être décrit, je croyais que la colonie se trouvait à une certaine distance de la ville, formant à elle seule une espèce de bourg. J'étais donc très étonné, en passant en fiacre par Bielefeld, de voir sur les maisons presque en ville même les inscriptions : « Sarepta » et « Nazareth » et autres. Je croyais d'abord que c'était quelque autre établissement, mais il se trouva que c'était Béthel même.

Béthel est donc situé à l'une des extrémités de l'ancienne ville de Bielefeld, ses bâtisses étant contiguës, d'après le modèle des anciens lieux d'habitation allemands, aux maisons mêmes de la ville.

Nous arrivâmes à Sarepta un dimanche, vers midi. Les malades revenaient à ce moment de l'église. Il était inutile de vous dire que nous avions des femmes épileptiques devant les yeux. Le médecin de la section des femmes avait trop de zèle, par malheur, et ne ménageait pas le brome ; les symptômes de bromisme et d'hébétude étaient peints trop clairement sur le visage des malades.

On nous mena ensuite à Nazareth. A la tête de chaque section d'hommes se trouve un « Hausvater » qui a sur sa responsabilité les malades et les frères de charité qui les soignent, à la tête de chaque section de femmes une « Hausmutter » qui répond pour les femmes malades et les diaconesses.

Le « Hausvater » nous reçut d'une manière très aimable et se mit entièrement à notre disposition. Il nous invita avant tout à passer dans la salle à manger et à partager le repas avec lui, les frères de charité et les malades.

Nous entrâmes dans une salle où se trouvaient à table à peu près 200 garçons de l'âge de 8 à 16 ans et près de 25 frères de charité, qui nous furent présentés à moi et à ma femme. Le « Hausvater » dit la prière. On servit le dîner. D'abord une excellente soupe, ensuite un rôti de veau comme je n'en ai mangé que rarement de meilleur ; ce n'est pas seulement à notre table, mais également à toutes les autres que le rôti était tel, j'y fis attention à dessein; on nous servit comme dessert une espèce de compote sèche de pommes, de poires et d'autres fruits. Le manger se servait dans de grandes terrines et chacun en prenait autant qu'il voulait.

Tous les enfants ont en général meilleure mine que les femmes. Il paraît qu'on les bourre moins de brome. Ils ont tous l'air de se porter bien et ont le teint frais. Mais quels symptômes de dégénération ne voit-on pas parmi eux! Des têtes trop grandes, des têtes trop petites, des crânes asymétriques. Je crois qu'il n'y avait pas un seul garçon qui n'eût eu d'empreinte visible de dégénération. Et cependant cette section était celle des enfants qui étaient comparativement en bon état. Que ne vîmes-nous pas plus loin, dans celle des petits enfants! Tous les enfants sont avenants, affables et caressants. Leurs rapports envers le Hausvater et les frères de charité prouvent l'attachement et la confiance que ceux-ci ont su leur inspirer.

Nous passâmes ensuite dans la section des petits enfants et de ceux qui ne peuvent pas marcher, grâce à un développement physique tardif. C'est ici qu'on peut voir les traces de la dégénération dans tout son éclat. Même dans les maisons de fous on ne rencontre pas des types comme il y en a ici. Vous voyez des enfants qui gardent le lit pendant des années, qui ne savent ni marcher, ni parler, ni même avaler leur nourriture. Cependant, tous sont tenus dans la plus grande propreté, sans la moindre preuve de négligence ou de mauvais traitement. Ces malheureux petits êtres à la figure humaine ont même l'air assez bien nourris et robustes. Tous les soins qu'ils exigent leur sont donnés par les frères de charité et les diaconesses. Que de patience, d'amour, d'abnégation et d'oubli de soi-même ne leur faut-il pas avoir! Voilà l'amour chrétien dans toute sa grandeur, une œuvre qui demande qu'on renonce complètement à la vie et à sa propre personne pour se vouer entièrement au salut de son prochain.

Je ne donnerai pas la description de toutes les sections; nous y vîmes partout de l'ordre, de la propreté et des soins qui prouvaient l'amour chrétien des frères et des sœurs.

Tous les bâtiments sont situés au pied d'une montagne, couverte d'une forêt de hêtres. Nous montâmes cette colline; une vue splendide s'offrit à nos yeux: une vallée charmante, bordée des collines boisées de la Thuringe. Toute cette vallée appartient à Béthel. Quelques maisons s'y voient par ci, par là ; ce sont les habitations des malades travaillant aux champs, celle des jardiniers, plus loin la maison où l'on envoie les diaconesses à tour de rôle prendre du repos. Voici le cimetière tout couvert de hêtres ; nous lisons sur les monuments : sœur telle, 31 ans, telle autre, 33 ans, encore d'autres, 37, 39 ans, pas une n'a atteint les 40 ans. Elles ne vivent pas plus longtemps. Les devoirs d'une sœur de charité auprès d'épileptiques sont extrêmement pénibles et très peu d'entre elles vivent jusqu'à 40 ans, quoique toutes à tour de rôle soient envoyées prendre du repos dans la maisonnette qui se voit au loin, entourée d'une forêt de hêtres. Pas une d'elles, cependant, ne murmure. Toutes elles portent leur croix avec dévotion. On les compte par centaines, ces sœurs, et le nombre des frères de charité est encore plus grand.

Jour et nuit les frères et les sœurs sont avec les malades pour pouvoir leur venir en aide à chaque moment donné, les soutenir, les empêcher de se faire du mal. Ils leur apprennent à travailler, développent leur esprit, leur remplacent père, mère, frère et ami. C'est une charge bien lourde ; elle l'est d'autant plus que le caractère des épileptiques est bien plus difficile que celui des personnes normales

et se distingue par son irrascibilité, sa sournoiserie
et son manque de confiance. Les malades qui tóm-
bent dans la démence sont extrêmement à plaindre,
mais vivre avec eux est un vrai tourment. Les communautés des diaconesses et des frères de charité
ressemblent à nos couvents et forment une institution
religieuse ; toute la colonie porte un caractère con-
fessionnel.

La colonie pour épileptiques de Béthel est une œuvre de charité tout à fait remarquable et digne d'être
imitée. Le sentiment d'abnégation et la vie exclusivement consacrée au bien du prochain y atteignent le
plus haut degré d'expression.

Par malheur, ce n'est pas une maison de santé.
Cinq médecins y existent, mais on ne les voit pas.
Tous ces médecins ne sont pas des spécialistes et le
traitement se borne exclusivement à la bromation.
Nous espérons que le temps viendra où l'on y tâchera
de guérir non seulement l'âme, mais aussi le corps
des épileptiques. Dans tous les cas, les institutions
des frères de charité et des diaconesses peuvent servir
d'exemple à nos couvents. Le renoncement au monde
et à la vie personnelle n'interdit pas à se consacrer,
au nom du Christ, au service de ceux qui souffrent.

Excepté les institutions nommées, Béthel possède

des écoles, un hôpital pour les femmes souffrant de maladies nerveuses, une section de la croix rouge pour les maladies infectieuses, un hôpital chirurgical, des établissements privés pour 8 à 10 malades dispersés dans toute l'Allemagne, un sanatorium pour 200 à 300 enfants au bord de la mer et enfin une institution de diaconesses ou sœurs de charité et une de frères de charité.

La communauté des sœurs, connue sous le nom de Sarepta, s'est développée de la manière suivante : au commencement des années 60 un certain Bauzi eut l'idée de fonder à Bielefeld une institution de sœurs de charité qui sachent soigner des malades. Il eut beaucoup de peine et d'embarras à parvenir à son but et n'y réussit qu'en 1869, époque où l'asile Marie fut fondé à Bielefeld. C'était une école pour petites filles, menée par deux sœurs de charité. Bientôt le nombre des sœurs monta jusqu'à 10 et il fallut penser à avoir sa propre installation. C'était justement l'époque où l'on pensait à ouvrir un établissement pour épileptiques à Bielefeld. On décida de réunir les deux buts et l'on fonda l'établissement de Sarepta pour 100 épileptiques et une communauté de diaconesses (Mutterhaus) dont l'activité s'étend sur toute la Westphalie. Le nombre des sœurs allait toujours en augmentant et pour le moment il y en a 800, dont l'activité s'étend non seulement sur Béthel et ses sections, mais sur toute l'Allemagne et même l'étranger ; il y en a à Londres, en Italie, au Zanzibar, en Amérique, etc. Comme les devoirs des sœurs sont très fatigants, on a arrangé à quelque distance de Béthel, dans un endroit très pittoresque, une maison où les sœurs viennent à tour de rôle se reposer pendant un mois. Cette maison peut héberger 60 personnes et se nomme Sichem. Non loin se trouve le Nouveau Sichem pour les diaconesses malades. Comme il y avait entre les épileptiques de Béthel autant d'hommes que de femmes, on eut besoin de frères de charité pour les soigner et les surveiller. C'est dans ce but qu'on fonda la communauté de Nazareth pour les frères de charité. La maison de Pela leur sert d'endroit de repos quand ils sont fatigués et surmenés. Le nombre des frères de charité est plus de mille pour le moment et leur activité ne se borne non plus à Béthel, mais s'étend sur tout l'univers.

Le nombre des habitants de Béthel étant si grand, il est naturel que le nombre des bâtiments l'est de même. Voici les bâtiments de la section des femmes : la grande et la petite Béthanie pour 50 personnes,

Béthel pour 233, Silaàh pour 60, Emmaüs pour 49, le petit Béthel pour 100 personnes, Sunem pour 28, le nouveau Béthel pour 30 p., Carmel pour 45 p., Capharnaüm pour 15 p., l'Arche pour 16 p., Bethabara où se trouve en bas la buanderie et en haut un logement pour 80 personnes ; Elim est le poulailler avec un emplacement pour 5 femmes. Les bâtiments de la section des hommes sont : le grand et le petit Hermon pour 45 personnes, Bersaba pour 23 personnes, Bethphage est l'atelier de reliure avec un logement pour 25 personnes, le Petit Nazareth, l'atelier de menuiserie avec logis, Thatira, l'atelier de peinture pour 25 personnes, Gilgal, l'atelier de serrurerie pour 30 personnes, Pniel, l'atelier des tailleurs pour 14 personnes, Horeb, l'atelier des cordonniers pour 23 personnes, Jaffa, l'atelier des selliers pour 8 personnes, Tiberia pour 78 personnes et la Vieille-Bethsaïda pour 13 personnes ; la fabrique à briques, la station électrique, les bains, l'établissement de jardinage pour 63 personnes, les fermes, Efron pour 65 personnes, Mamré avec Elim pour 58 personnes, Bethsaïda et la Petite Bethsaïda pour 55 personnes, Enou pour 34 personnes, Arafna, la métairie pour 40 personnes, Arpar pour 20 personnes, Naïne pour 8 personnes, le grand et le petit Tabor pour 42 et Sichem pour 50.

L'établissement a un hôpital, Nebo, pour les maladies physiques, l'hôpital Morija pour les épileptiques souffrant d'attaques de furie et l'hôpital Jericho pour 60 épileptiques atteints de folie. A deux ou trois kilomètres de distance du centre se trouvent les fermes Eichhof pour 12 à 15 pensionnaires, payant de 1 500 à 3 000 marks, Réhoboth, une métairie pour 20 à 25 malades, Ophra pour 50 malades, Wilhelmshütte pour 21 malades, Wilhelmsdorf où demeurent des personnes tombées dans le malheur et manquant de travail qu'on y fait travailler, Friedrichshutte pour 36 alcooliques, Friedrich-Wilhelmshütte, une colonie pour 24 enfants criminels et la maison de santé de Magdala pour 24 femmes souffrant de maladies mentales.

Excepté les épileptiques un grand nombre de malheureux de toute espèce trouvent refuge à Béthel.

Les congrégations des frères de charité existent aussi dans d'autres endroits de l'Allemagne ; toutes elles poursuivent le même but de venir en aide aux malades pauvres. Un réseau de ces petites congrégations couvre toute l'Allemagne, mais elles sont si

petites, qu'il est impossible de les enregistrer toutes.
D'autant plus qu'elles n'y tiennent pas. Les bonnes
œuvres évitent de faire parler d'elles, la main gauche
ne doit pas savoir ce que fait la main droite. Voilà
la vraie culture de l'humanité. Ce n'est pas le luxe,
les beaux équipages, les zibelines, les loges abonnées,
ce ne sont pas les spéculations financières qui
caractérisent la vraie civilisation, mais le développement de l'amour chrétien, de la charité, du sentiment d'abnégation.

Quand donc verrons-nous arriver le moment où
nos monastères, ces lieux où se réfugient ceux qui
se dédisent du monde, de leur famille, d'eux-mêmes,
serviront d'asile à tous ceux qui souffrent, aux
aveugles, aux boîteux, aux épileptiques, aux lépreux?
Ceux qui font vœu de renoncer au monde s'y
voueront au service de tous ceux qui souffrent, au nom
du Christ, qui descendit sur la terre pour sauver
l'humanité et expia par ses souffrances et sa mort
les maux des autres. Est-ce que la prière et la foi
seules suffisent au salut de l'âme? Les bonnes œuvres, accomplies au nom du Sauveur ne sont-elles
pas aussi indispensables? Quel acte de charité peut
être plus grand que celui de soigner les malheureux
qui souffrent? Espérons que nos couvents se trans-

formeront un jour aussi dans d'humbles asiles pour ceux dont la vie est pleine de souffrances et de maux et qui ont besoin de repos encore ici-bas.

*La Suisse et la France.* — En Suisse les établissements pour épileptiques ne dépendent pas du gouvernement, mais sont l'œuvre de la charité publique. Il y en a trois dans les cantons de Zurich, de Berne et de Genève. Celui de Zurich mérite le plus d'attention.

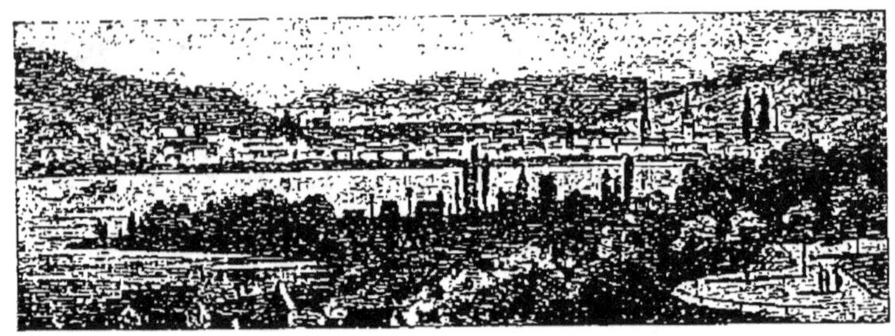

Fig. 3.

Un joli site est une des conditions qu'on recherche en choisissant un endroit qui conviendrait à un établissement pour les maladies mentales et nerveuses. L'établissement de Zurich est situé au bord du lac, mais assez éloigné de l'eau. Une vue superbe s'ouvre des fenêtres de l'établissement et du jardin sur le lac, sur Zurich même et à gauche sur la chaîne des montagnes couvertes de neige. La grandeur, la beauté et le calme de la nature font naître dans l'âme des malades la paix, la patience et l'espoir.

L'établissement a été fondé par le directeur du séminaire évangélique, par le pasteur Bachfer. Toutes les exigences de l'hygiène moderne ont été prises en considération pour sa construction et son

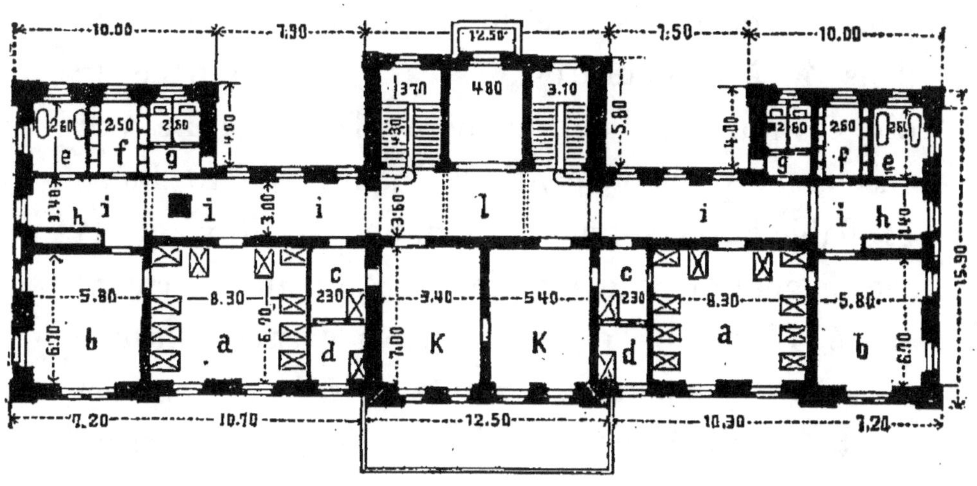

Fig. 4.

aménagement. Malgré la simplicité et l'absence de luxe, la propreté et le plus grand confort règnent partout. Toute la Suisse contribua à la création de cet établissement, les uns par de l'argent, les autres par les matériaux nécessaires. On croyait d'abord que les malades souffrent d'être réunis en si grand nombre et que la vue des accès des autres leur fait du mal : la pratique a prouvé que cette crainte n'était pas fondée et n'est en général qu'un préjugé.

Les moyens de traitement de l'établissement sont surtout l'ordre et le calme qui y règnent, un genre de vie régulier, des occupations pas trop fatigantes, un enseignement sensé et une nourriture appropriée aux malades. Les résultats de ce régime donnent 12 à 13 pour 100 de guérisons et un mieux très considérable dans 40 à 45 pour 100 des cas. Il est difficile de dire ce qui agit d'une manière si favorable. Le tout ensemble, probablement : la manière d'être douce et affable du personnel, les bonnes conditions de la vie, le genre de vie régulier joints à un traitement sensé. L'école est divisée en trois classes et a une classe spéciale pour les enfants arriérés. Excepté les maîtres, les médecins prennent aussi part aux occupations de l'école, car ce n'est qu'après une longue observation qu'on peut juger des limites des progrès qu'un enfant peut atteindre et de la quantité d'occupations qui lui convient. On enseigne à l'école la religion, l'allemand, l'arithmétique, l'histoire, la géographie, le français, la calligraphie, le dessin, le chant, la gymnastique. Les enfants arriérés ont des leçons de religion et s'occupent de gymnastique et de chant. Il y a en outre plusieurs divisions où l'on s'occupe avec les enfants de différents objets, selon leurs capacités intellectuelles et mentales.

La Suisse a en tout de 3 000 à 4 000 épileptiques ; il n'est possible d'en interner que 300 à 400.

En France les sections pour épileptiques existent depuis longtemps aux hôpitaux et aux asiles de Bicêtre et de la Salpêtrière. La science doit beaucoup aux observations qui y ont été faites. En province il y a un établissement pour épileptiques à La Force, tenu par le pasteur Bosta ; un à Saint-Vincent-de-Paul, l'Asile de la Feppe au département de la Drôme, près de Sain et à Lyon un établissement privé, fondé au compte personnel de M<sup>me</sup> Conrago. Cet établissement est assez grand et a une ambulance excepté l'internat.

Les deux établissements principaux, la Salpêtrière, ainsi que Bicêtre, ne sont pas nouveaux. Ils existent depuis des siècles. C'est pourquoi il n'est pas étonnant d'y voir à côté de sections, arrangées selon les exigences de l'hygiène moderne et d'une manière très confortable, d'autres, qui sont loin de correspondre à la position que la France occupe entre les pays civilisés. Telle est, par exemple, à Bicêtre la section pour les enfants épileptiques idiots et malpropres, qui représente un grand hangar avec une cheminée énorme, une espèce de four, où non seulement Ananie, Azarie, et Misaïl auraient trouvé de la place, mais aussi le reste des prophètes et des apôtres ; les enfants épileptiques et idiots sont placés autour de ce four attachés par des courroies aux chaises percées sur lesquelles ils sont assis, ce qui n'est ni hygiénique, ni sympathique. Un autre compartiment pour les malades de la même catégorie y est très bien arrangé, sans mauvais air dans les chambres et avec beaucoup plus de surveillance.

Les conditions hygiéniques à Bicêtre et à la Salpêtrière, ainsi que les soins et la manière dont on traite les malades sont inférieurs à ce que l'on trouve à Bielefeld. Le côté scientifique et médical, ainsi que l'étude de la maladie du point de vue scientifique y atteignent, à Bicêtre surtout, un degré de perfection très haut. Toute une série d'études d'une valeur scientifique très grande ont été publiées et continuent à paraître à ces deux établissements.

Bourneville publie tous les ans un grand volume de comptes rendus avec des descriptions détaillées sur les données cliniques et pathologo-anatomiques des cas d'épilepsie les plus intéressants. Les noms de ces élèves, qui se comptent par dizaines, prouvent clairement que la science y est à la hauteur qui lui est due et qu'elle contribue à éclairer les ténèbres du malheur des malades qui y sont, ainsi que de ceux de tous les pays et de tous les peuples.

Excepté l'étude scientifique de l'épilepsie, nous devons à Bourneville d'avoir approfondi et éclairé la question médico-pédagogique concernant les épileptiques. Il se trouve entre les enfants épileptiques un grand nombre dont les capacités intellectuelles sont au-dessous de la norme, d'autres qui sont idiots. Bourneville a été le premier à prétendre qu'il n'y avait pas à désespérer complètement de ces enfants-là, que beaucoup d'entre eux étaient capables de se développer sous l'influence des soins et du savoir-faire des personnes qui les entourent ; qu'ils peuvent même atteindre le niveau intellectuel moyen et être capables de travailler et de se rendre utiles.

Hormis les enfants dont les capacités intellectuelles sont au-dessous de la norme, il y a à Bicêtre encore plus d'enfants idiots. C'est sur leur éducation et leur instruction que Bourneville a surtout porté son attention : il a créé une nouvelle méthode d'enseignement, a indiqué des procédés et des règles spéciales pour s'occuper d'eux, ce qui l'a fait atteindre des résultats inespérés et dignes d'être imités. Ce côté médico-pédagogique est le mieux organisé dans un établissement privé de Bourneville à Vitry, portant le nom d'Institut médico-pédagogique pour enfants nerveux et arriérés. Une allée passant par un magnifique parc qui occupe trois hectares, mène à l'établissement. Derrière le parc se trouve un jardin anglais, où toutes les espèces de plantes supportant le climat de l'endroit sont réunies. Ces plantes, ainsi que tout le jardin servent d'objet d'instruction

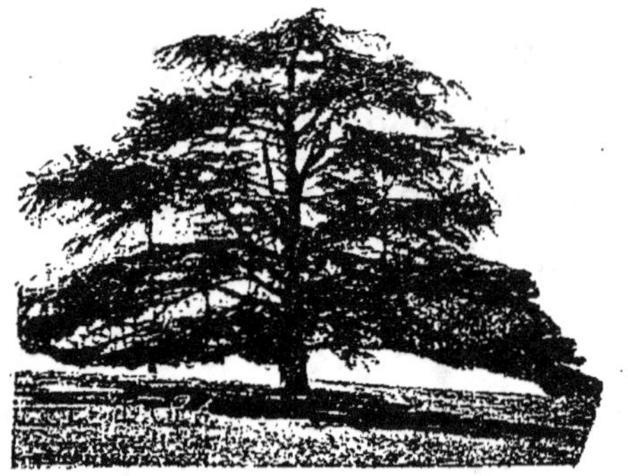

Fig. 5.

aux enfants qui s'y promènent. Des champs ensemencés de plantes agricoles et médicales les plus différentes entourent le jardin et servent de même à l'enseignement des enfants. Il s'y trouve aussi un jardin géométrique, c'est-à-dire un jardin dont les plantes sont disposées en forme de figures géométriques. En les ayant souvent sous les yeux, durant la promenade les enfants retiennent facilement les figures et leurs noms. Ils travaillent souvent eux-mêmes au potager pour apprendre à connaître non seulement les plantes et leurs fruits, mais aussi la manière de les cultiver.

Les enfants sont sous une surveillance constante, le jour ainsi que la nuit. Tous les enfants sont vaccinés à leur entrée à l'établissement. Leur éducation religieuse se fait selon le désir de leurs parents. Les consultations de médecins se font aussi d'après le désir et aux frais des parents. L'âge de réception est de 2 à 18 ans, mais on préfère recevoir les enfants plus jeunes, car ces derniers peuvent faire plus de progrès. Le payement varie selon les moyens et les exigences des parents.

Ce n'est que depuis peu que l'assistance des épileptiques commence à être basée sur des données scientifiques précises : en revanche ce qui se fait maintenant ne laisse rien à désirer, étant très sensé et très sympathique,

En Amérique l'assistance des épileptiques a pris un développement très large. Des établissements très bien organisés fonctionnent déjà à beaucoup d'endroits, dans d'autres ils sont encore en construction et seront bientôt ouverts.

C'est avant tout *l'établissement de Gallipoly en Ohio*

qui mérite le plus d'attention [1]. Le bill autorisant sa construction a été voté en 1879, mais ce n'est que bien plus tard qu'il fut mis en exécution. La loi d'après laquelle tous les épileptiques de l'État d'Ohio ont droit à être placés dans cet établissement, selon la quantité de places vacantes, a beaucoup contribué à hâter son ouverture. Chaque lieu d'habitation d'Ohio a droit à un certain nombre de places dans cet établissement, selon le nombre de ses habitants. On y reçoit, d'après le règlement, tous les épileptiques, sans différence de sexe, d'âge, ni de condition.

Le nombre de malades qu'on avait en vue à sa fondation était 900. On bâtit d'abord 11 pavillons, dont chacun peut placer de 50 à 75 personnes, un pavillon à 75 places pour des maladies physiques, un autre pour 200 personnes souffrant de maladies mentales, 8 pavillons pour les ateliers, chacun pour 35 personnes, et un pavillon pour l'école. On a en vue de construire des maisons spéciales pour les malades s'occupant d'agriculture, un hôpital, une salle pour les spectacles et les récréations de toute espèce, une chapelle, etc.

Dès l'ouverture de l'établissement 250 hommes

---

1. RUTTER. Colony care of the epileptic. *The Bulletin of the Ohio hospital for epileptics*, 1898, 1.

et 200 femmes y furent reçus. Une partie d'entre eux venaient droit de la maison, d'autres avaient été auparavant dans des maisons de santé ; leur nombre ne surpassait pas 40 à 50 personnes, mais ils donnaient plus d'embarras que des centaines d'autres malades. Ils étaient grossiers, en désordre, malpropres, irascibles et insolents. On était obligé de recourir parfois même à des mesures répressives, de les priver de liberté, de promenades, etc. La crainte qu'un si grand nombre d'épileptiques, vivant sous le même toit, ne se fassent réciproquement du mal par la vue fréquente des accès, ne se réalisa pas : tous les malades étaient indulgents les uns envers les autres et la vue d'un accès n'irritait jamais celui qui n'en avait pas pour le moment. La diète joue un très grand rôle dans le traitement. Des expériences nombreuses et les observations faites dans cet établissement ont prouvé que la viande fait du mal aux épileptiques et augmente la fréquence et la violence des accès ; c'est pourquoi leur nourriture consiste surtout en laitage et en produits végétatifs. Un peu de viande fraîche, du mouton, de la volaille ou du poisson se donnent une fois par jour et en petite quantité. Le café aussi n'est pris qu'une fois par jour et ne se donne que très peu fort. Une importance

très grave est attribuée au régime et à l'ordre très
stricts de la vie. On veille à ce que les malades
soient toujours occupés de quelque chose. En ce qui
concerne le traitement médical, on emploie les
moyens les plus divers, selon le cas donné. Grâce
à ces conditions, l'établissement atteint un très
grand pour cent d'amélioration dans l'état des
malades et même quelques cas d'entière guérison.
On compte que le malade est guéri quand ses accès
ne se répètent plus pendant deux ans. L'établissement possède un laboratoire chimique et un institut
pathologo-anatomique très bien organisé et dirigé
par le P<sup>r</sup> Ohlmacher. Cet institut a publié toute une
série d'études scientifiques très remarquables et
publie même un journal spécial. « The bulletin of
the Ohio Hospital for Epileptics. » Le D<sup>r</sup> Rutter est
le directeur de l'établissement.

Une nouvelle colonie pour épileptiques a été fondée
en Amérique il y a quelque temps, c'est la « Sonyea
Craig Colony » nommée ainsi par l'État de New-York
en l'honneur d'Osiar Craig, qui a donné une somme
considérable pour la construction de la colonie. Elle
se trouve non loin de New-York dans une vallée
charmante et une contrée très pittoresque ; elle
réunit tous les avantages pour les occupations d'agri-

culture et de jardinage. Les conditions climatiques de cette colonie permettent d'y travailler dehors la plus grande partie de l'année et un grand nombre de malades s'y occupent volontiers au champ, au jardin, au potager, à la ferme.

Pour le moment à peu près 35o malades se trouvent à la colonie [1], mais quand toutes les bâtisses seront achevées, on pourra y placer jusqu'à 6oo. Ce

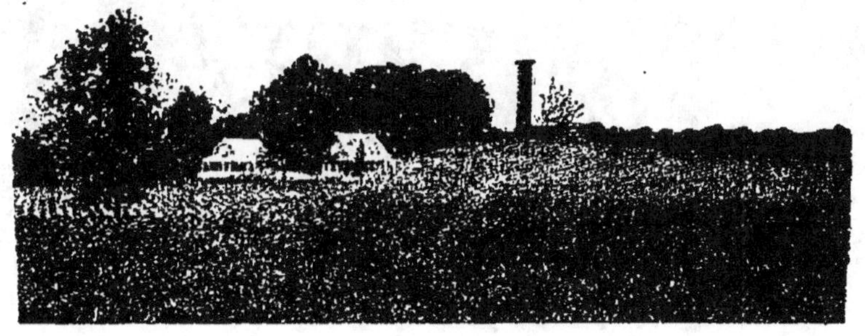

Fig. 6.

n'est qu'en 1896 que la colonie fut ouverte. On s'y occupe aussi de différents métiers et la colonie a des ateliers de menuisiers, de cordonniers, de forgerons, de relieurs et de tailleurs, ainsi qu'une fabrique de briques. Excepté les grandes bâtisses il y a beaucoup de petits cottages, habités chacun par quelques

1. Fifth Annual Report of the Board of Managers of Craig Colony to the State board of charities, 1898.

malades formant une espèce de famille. L'ordre
dans la distribution de la journée est observé d'une
manière très sévère, car on y attribue de l'importance non seulement au point de vue de la discipline, mais aussi au point de vue du traitement.

La colonie a une école pour les malades, ainsi que
pour le personnel du service. Toutes les gardes,

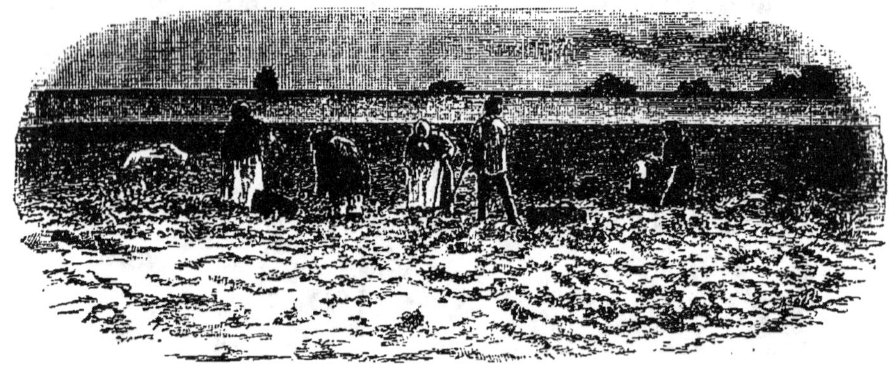

Fig. 7.

entre autres, y reçoivent des connaissances détaillées
sur le caractère des accès et la manière de les soigner
et de les noter. La nourriture est très abondante,
mais consiste pour la plupart en laitage et en produits végétatifs. Le traitement se conforme aux
dernières données de la science. L'influence réunie
de l'ordre observé dans le genre de vie, des occupations régulières, d'une certaine diète, ainsi que du

traitement médical, diminue considérablement la fréquence des accès, les réduit au minimum et donne même des cas de guérison entière. Les personnes qui n'ont pas eu d'accès pendant deux ans après avoir fini le traitement sont envisagées comme guéries. La colonie possède un institut pathologo-anatomique et des laboratoires très bien organisés et pourvus de toutes les ressources de la science moderne. Le directeur de la colonie, le D<sup>r</sup> Spratling, est un homme très instruit.

Un établissement pour épileptiques a été depuis peu ouvert à *Massachusets.* Voici son histoire. En 1890 le D<sup>r</sup> Bullard tint une conférence sur la nécessité d'en ouvrir un. La pensée de Bullard éveilla l'intérêt du public et en fut soutenue. En 1892 le gouvernement en fit un rapport au conseil de l'État : sa demande fut approuvée, mais ce n'est qu'en 1895 que la fondation de l'établissement fut définitivement décidée. L'État céda le bâtiment d'une ancienne école, 160,000 shil. pour l'arranger et l'aménager et 237 acres de terre, ainsi qu'un parc et un jardin ; la moitié de ce terrain fut transformée en champ, l'autre en pâturage et en potager. La contrée est très pittoresque et se trouve non loin de Massachussets. L'établissement est destiné aux épileptiques calmes et ne reçoit ni des enfants épileptiques, ni des épileptiques alcooliques, idiots, fous ou ayant commis un crime. Il fut ouvert au mois de mai 1898 pour 100 hommes et 100 femmes; le D^r Owen Copp en est le directeur. Les personnes qui ont des moyens paient pour leur entretien et leur traitement, les malades pauvres sont entretenues aux frais de l'État. L'établissement possède, excepté le potager et les champs, des ateliers de peinture, de menuiserie, de cordonniers, de tailleurs et d'autres : les malades travaillent aussi à la ferme, à la cuisine, de sorte que 53 pour 100 de tout le travail qui se fait à l'établissement est fait par les malades. On a en vue d'agrandir l'établissement sous peu en arrangeant des cottages pour les épileptiques mentalement malades.

L'État de Massachussets possède encore l'établissement de *Baldwinville* pour les enfants épileptiques. Il a été fondé en 1882; on y reçoit des enfants au-dessous de l'âge de 14 ans souffrant d'épilepsie, de convulsions, de maladies nerveuses et de défauts physiques, mais seulement si leurs capacités intellectuelles sont intactes. L'établissement est arrangé pour 130 malades. A peu près 1 000 malades, dont 70 0/0 d'épileptiques, ont passé par l'établissement jusqu'à présent. Le D^r Ewerett Flood se trouve à la tête de l'institution qui dépend d'une curatelle et existe en partie aux frais de la charité publique, en partie d'un subside donné par l'État. 200 acres de terre, couverte de forêts et de pâturage, appartiennent à l'établissement.

*New-Jersey.* — La question de l'assistance des épileptiques a été soulevée dans cet État surtout par le Pr Olin Garrison et le Dr Backer. En 1895 une commission, qui avait été chargée d'étudier cette question, décida d'arranger une colonie ou un village pour les épileptiques. On acheta dans ce but 187 acres de terre entre New-York et Philadelphie. Deux cottages sont déjà prêts pour le moment et on commencera bientôt à recevoir des malades. Les enfants ne seront reçus que depuis l'âge de 5 ans.

*Le Texas.* — Au Texas aussi on a l'intention d'arranger une colonie pour les épileptiques. Le Dr White est à la tête de l'entreprise. Le conseil de l'État a donné son consentement et assigné 50 000 shillings pour l'achat de 640 acres de terre et l'arrangement de la colonie.

*Pensylvanie.* — En 1895 le comité de l'assistance des aliénés s'adressa pour la première fois au comité de la bienfaisance publique en lui faisant part que les 150 épileptiques qui se trouvaient internés dans les maisons d'aliénés de Pensylvanie, ne devaient et ne pouvaient y être gardés, qu'ils exigeaient à être placés dans un établissement spécial. Ce rapport n'eut aucun résultat. Le comité y insista une seconde fois en 1897, appuyant là-dessus que l'État manquait à ses devoirs envers ses citoyens épileptiques. A la suite de tant d'insistance le gouvernement décida enfin de fonder une ferme pour les épileptiques avec l'aide de la charité publique. On installa d'abord un asile pour 20 épileptiques à Philadelphie même et on acheta 110 acres de terre à 22 lieues de Philadelphie ; on y construisit deux cottages pour les hommes et pour les femmes épileptiques et une maison pour l'administration de la colonie. Le D<sup>r</sup> Edgerly est à la tête de l'institution. Tous les épileptiques reçus à l'asile de Philadelphie, sont immédiatement amenés à la ferme qui fonctionne depuis 1898. La direction de l'institution est entre les mains d'un comité de dames. Ces comités de dames existent en général presque à tous les établissements pour épileptiques de l'Amérique ; leur devoir est d'adoucir la vie des malades en leur procurant toute sorte de distractions et de plaisirs et en faisant tout pour contribuer à leur tranquillité d'âme.

En outre de cette ferme, il existe en Pensylvanie

l'*Orphan's Home* ou maison chrétienne pour épileptiques du nom du pasteur Passavant, qui représente une copie fidèle de Bielefeld. L'histoire de cet asile est telle ; ayant visité Bielefeld et Béthel, le pasteur Passavant eut l'idée de créer en Pensylvanie un second Béthel. Il consacra toute sa vie à rassembler les moyens nécessaires pour « l'asile chrétien pour épileptiques. » Il ne lui fut pas destiné de voir se réaliser son vœu le plus cher et ce n'est qu'après sa mort que son idée fut mise en exécution. On acheta d'abord 60 acres de terre et l' « Orphan's Home » y fut installé. On demanda d'envoyer des diaconesses de Bielefeld pour la direction intérieure de l'établissement, mais comme en ce moment-là il n'y en avait pas une seule libre de partir, il fallut en engager ailleurs. Un pasteur luthérien est à la tête de l'institution ; la direction en appartient à un comité de 10 personnes, dont 4 doivent absolument être luthériennes ; l'aînée des diaconesses mène le ménage ; elle aussi doit être luthérienne. Le traitement se borne à du brome qu'on reçoit de Béthel et surtout à un genre de vie très régulier et à la consolation et à la tranquillité morales. Le côté médico-scientifique y est négligé. L'établissement fut ouvert en 1895 pour 36 malades : le nombre de ceux qui désirent y entrer est certainement toujours grand et petit à petit l'établissement devra être agrandi. Les malades se divisent d'après le payement en trois classes ; les plus pauvres sont entretenus aux frais de la charité publique, les personnes possédant quelques moyens paient un prix très bas et les pensionnaires aisés paient plus. Les malades s'occupent d'agriculture, de jardinage, travaillent au potager, à la ferme.

La Pensylvanie possède encore l'établissement d'*Elwin* pour idiots ; deux cottages y sont destinés pour 163 garçons et 60 petites filles épileptiques. L'établissement se trouve au Delaware ; il fut fondé en 1859 et est dirigé par le D' Martin Barr. 250 acres de terre appartenant à l'institution, les malades s'occupent d'agriculture, de jardinage, ainsi que de différents métiers. Une école y existe de même, mais le médecin préfère que les enfants s'occupent de travaux manuels. Le traitement est basé sur un genre de vie et un travail réguliers et une nourriture consistant presque exclusivement en laitage et en produits végétatifs.

Le *Meryland* est très pauvre en établissements pour épileptiques. Il y a un asile près du port Deposit, au bord du Suxquehannah, arrangé par la

*Croix d'argent.* L'asile est fondé par une société religieuse et le rôle principal y appartient à M^me Abraham. Il n'y a de places que pour 20 femmes et petites filles. M^me Mason dirige l'asile. Les malades s'occupent de toute espèce de travaux manuels. Le traitement se borne à l'hygiène et à la diète. La viande ne se donne qu'en très petite quantité.

Il existe encore l'*asile de Meryland pour les enfants idiots* qui donne refuge à 30 épileptiques. Un jardin et une ferme appartiennent à l'établissement.

L'État de *Missouri* n'a encore rien fait pour l'assistance des épileptiques. En 1899 le comité de l'assistance des malades a fait un rapport à l'administration qui a approuvé et confirmé le projet d'acheter du terrain pour arranger une colonie pour épileptiques d'après les exigences de la science moderne.

Un Béthel en miniature y existe déjà et porte le nom d'*Emaüs*. Cet asile a été arrangé par les membres du synode luthérien des États de l'Amérique et fut ouvert en 1893 pour 50 personnes. Emaüs se trouve à 4 lieues de Marfosville et possède 240 acres de terre labourée; le comité a l'intention d'acheter sous peu encore 110 acres de terre pour y bâtir un cottage pour les femmes épileptiques, dont le nombre augmente continuellement. Un pasteur est à la tête de l'institution, le Dʳ Rembe dirige le côté médical. Emaüs est dans ses moindres détails une copie fidèle de Béthel.

La *Californie*. — L'assistance des épileptiques en Californie a pris son commencement dans les années 80 par la fondation de l'hôpital Santa Clara. Il se trouva bientôt qu'on manquait de terre et qu'en général toutes les conditions ne répondaient pas aux exigences données. Il fallut abandonner cette place et en trouver une autre. On s'arrêta sur Eldridge, près de Glen-Ellen ; la propriété, située dans une contrée très pittoresque, comprenait 1 700 acres de terre. Un établissement répondant à toutes les exigences données y fut arrangé et reçut le nom d' « Asile et hôpital pour les imbéciles et les épileptiques de la Californie. » Les épileptiques furent placés dans un cottage tout à part, nommé Manse ; il fut arrangé d'abord pour 60 personnes et agrandi ensuite jusqu'à 200 personnes. C'est en 1890 que l'établissement fut ouvert ; le Dʳ Osborne en est le directeur.

Le Michigan commença à propagander la nécessité d'arranger un établissement pour les épileptiques il y a quinze ans. En 1893 on commença à bâtir un établissement pour idiots et épileptiques à Lapeer ; il fut ouvert en 1895. 760 acres de terre lui appartiennent : les épileptiques au nombre de 76 sont placés séparément des idiots.

*Minnesota*. — Une école pour les enfants imbéciles y fut ouverte en 1896 ; 151 places y sont réservées aux épileptiques ; le Dʳ Rogers est à la tête de l'établissement.

Le *Wisconsin* a de même un établissement pour les idiots avec 75 places pour les épileptiques. Il est situé près de Chippewall-Talls et possède 1 021 acres de terre. Le Dʳ Wilmars en est le directeur.

Dans la *Virginie occidentale* c'est une certaine Mᵐᵉ Ruffner qui s'adressa au comité de l'assistance des malades avec un rapport sur la nécessité d'arranger un asile pour les incurables. Le comité refusa d'abord. L'année suivante Mᵐᵉ Ruffner vint réitérer la demande, mais, au lieu d'un papier, elle présenta au comité un enfant à tel point malheureux, que tous les membres du comité en eurent pitié et décidèrent de fonder un asile. La construction en est commencée, mais pas encore achevée.

L'État de *Jova* n'a jusqu'à présent aucun établissement spécial pour les épileptiques. Il est question pour le moment d'arranger une colonie pour les épileptiques et il y a raison d'espérer que ce plan sera bientôt effectué.

L'*Illinois* n'a non plus d'établissement spécial pour les épileptiques. La question vient d'en avoir été soulevée, et les efforts des personnes qui s'y intéressent ont abouti, il paraît, à ce que bientôt un asile pour épileptiques y soit arrangé aux frais de la charité publique.

Dans les États de *Connecticut*, de *Virginie* et dans le *Canada* il est beaucoup question d'arranger des colonies pour épileptiques, mais jusqu'à présent rien encore n'a été fait.

En *Angleterre* la première colonie pour épileptiques — Maghull Home — a été arrangée en 1889 près de Liverpool. L'établissement est destiné aux épileptiques mentalement bien portants et dès qu'il fut ouvert on y reçut 119 malades, 65 hommes et 54 femmes. Une femme très estimable était à la tête de l'établissement et tout le personnel consistait de femmes. Plus tard un seul homme de peine fut admis dans ce cloître de femmes. L'établissement est partagé en trois classes selon le payement; la troisième classe ne paie rien. Cependant, ni le travail des malades, ni le prix modéré de leur pension ne peuvent suffire à l'entretien de l'établissement et on est obligé à prendre recours à des donations, des souscriptions, etc. Les hommes malades travaillent à la ferme et dans les ateliers, les femmes s'occupent du ménage. Les malades s'y sentent très bien et chez quelques-uns d'entre eux les accès cessent même tout à fait. D'après ce qu'en dit le Dr Lord [1], on y observe chez tous les malades une amélioration de l'état physique et moral. Leur humeur devient plus tranquille et plus égale, ils ont plus d'empire sur eux-mêmes, se sentent plus forts, plus robustes et plus vaillants.

Un établissement du même genre pour les femmes épileptiques existe à Westbrook-Godalming, Surray, Meath-Home. Les occupations et les travaux à l'air frais y ont une influence très salutaire sur l'état physique et moral des malades ; le revenu que donne leur travail aide à subvenir aux dépenses de leur entretien.

En 1894 un grand établissement pour les épileptiques fut ouvert à *Chalfont-St-Peter* près de Londres. Il est exclusivement destiné aux épileptiques mentalement bien portants ; les malades y sont reçus

---

1. Lord. *The Journal of mental science*, 1899.

à mesure que les bâtiments sont prêts. Le but principal de l'établissement est d'éloigner les épileptiques des villes et des villages, de leur donner des occupations régulières et utiles et de les soumettre à un régime qui par lui-même leur fasse du bien. Les hommes et les femmes sont placés dans des baraques séparées ; une maison spéciale est destinée aux enfants. Le nombre des malades, hommes, femmes et enfants n'atteint que 200, quoique l'établissement sera arrangé pour 800. Une des règles de l'établissement interdit de fumer pendant le travail ; il n'est permis de fumer, et cela en très petite quantité, que pendant le temps de récréation. Toutes les boissons excitantes sont défendues non seulement aux malades, mais aussi à tout le personnel. Comme suite de ce régime, le nombre des accès diminue presque chez tous les malades et ce n'est que chez un très petit nombre d'entre eux que les accès augmentèrent de fréquence d'abord. La raison en est qu'à la maison ces malades prenaient de grandes doses de brome, tandis qu'à l'établissement ils ne le prennent que pour la nuit et en petites quantités. Du reste, après un certain espace de temps, leurs accès deviennent de plus en plus rares, à l'égal des autres malades.

Indiquons maintenant les asiles pour épileptiques qui existent en Russie. Ce sont : l'asile de la Sainte-Vierge, fondé à Pétersbourg par l'archevêque Ignace, rue Grande-Bélasersky, l'asile pour les enfants idiots et invalides sous le patronage de la grande-duchesse Maria Pavlowna, rue Grande-Grebetzky, l'asile de Lakhta de la société de la Croix bleue, l'asile Emmanuel de la société évangélique, à Oudelnaja et deux autres établissements privés pour les enfants épileptiques, arriérés et idiots. En tout 150 à 200 places pour les 200 000 épileptiques de l'empire.

En comparant ce qui a été fait pour les épileptiques chez nous à ce qui a été fait dans d'autres pays, nous avons le droit de dire que chez nous rien encore n'a été fait et nous pouvons ajouter que c'est un fait bien, bien triste. L'avenir aussi est sombre et nous n'y voyons luire aucun espoir. Sur qui pouvons-nous compter? Sur la charité publique? Son champ d'activité est très vaste sans cela. Sur les villes, le Zemstvo? C'est à peine qu'ils peuvent suffire à d'autres exigences indispensables. Sur le gouvernement?

Nous ne pouvons qu'exprimer nos désirs. Si la possibilité se trouvait de fonder chez nous un établissement pour traiter les épileptiques et leur donner un asile, il aurait été impardonnable de ne pas profiter de l'expérience des autres pays sous ce rapport. Voici ce qui aurait été notre idéal.

Les établissements et les asiles pour épileptiques

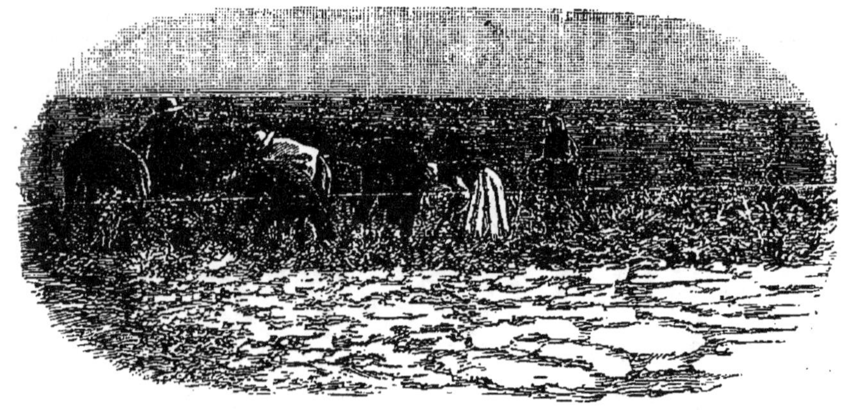

Fig. 8.

peuvent très facilement être arrangés dans les couvents. C'est là qu'on peut trouver plutôt qu'autre part les soins par vocation qu'on trouve à Bielefeld. Presque tous les couvents sont non loin de grandes villes et cependant assez éloignés du bruit de la ville et des tentations qu'elle offre; ils sont pour la plupart situés dans une contrée pittoresque, entourés de forêts; ils possèdent de la terre cultivée et assez d'espace pour arranger une ferme; souvent ils ont, excepté la terre, encore d'autres moyens d'existence et ils ont le personnel nécessaire pour soigner les malades gratuitement. Toutes ces conditions sont extrêmement favorables pour un établissement. Ceux qui vont au couvent auraient pour but de servir Dieu non seulement en lui adressant des prières, mais en se vouant aux soins de ceux qui souffrent. C'est au couvent que nous trouverons plutôt qu'autre part l'amour du prochain, l'abnégation de soi-même qui règnent à Bielefeld. Les établissements pour épileptiques doivent être arrangés dans une contrée pittoresque comme celle de Zurich : ils doivent être à la hauteur des exigences de la science, comme les établissements de Wuhlgarten et d'Uchtspringe ; la méthode médico-pédagogique, reçue à Bicêtre et chez Bourneville, doit y régner. Le régime diététique des malades doit suivre l'exemple des établissements de l'Amérique et de l'Angleterre ; les fermes et les travaux rustiques doivent de même être arrangés d'après le modèle de ces dernières.

En résumé, un établissement et un asile pour épileptiques idéal doit réunir la beauté du site, et les conditions hygiéniques de l'établissement de Zurich, l'emplacement, le régime et le traitement d'après les dernières données de la science de

Wuhlgarten et d'Uchtspringe, les soins pleins d'amour chrétien et d'abnégation qu'on trouve à Bielefeld, l'éducation et le régime pédagogique du génie de la France, la diététique et l'organisation des travaux de l'Amérique et de l'Angleterre. Quand pouvons-nous espérer atteindre cet idéal? Dieu donne que cela soit un jour! Nous ne pouvons que nous écrier en nous adressant à tous : Venez en aide aux malheureux, contribuez à la bonne œuvre !

# III

## DE L'ÉPILEPSIE AU POINT DE VUE CLINIQUE
## ET MÉDICO-LÉGAL

L'épilepsie est une névrose, mais elle peut aussi se combiner avec des maladies mentales. Vu le lien étroit qui existe entre les manifestations nerveuses de l'épilepsie et les troubles de la vie mentale, je trouve possible de commencer par la description des manifestations nerveuses de l'épilepsie, pour passer ensuite à l'épilepsie psychique. Ce qui m'engage davantage à le faire, c'est que les médecins ont souvent affaire à la simulation des convulsions épileptiques, et non à celle de l'épilepsie psychique.

L'épilepsie se divise en épilepsie somatique et en épilepsie psychique. Ces deux espèces se subdivisent chacune à son tour en deux branches : l'épilepsie somatique en épilepsie grand-mal et en épilepsie petit-mal, et l'épilepsie psychique en épilepsie simple et en épilepsie combinée.

Épilepsie grand-mal. — L'épilepsie est une maladie nerveuse qui s'exprime par des accès isolés et passagers, se manifestant sous forme de convulsions. Chacun de ces accès de convulsions dure de trois à cinq minutes ; les intervalles qui les séparent et pendant lesquels le malade se porte parfaitement bien, peuvent durer depuis quelques jours jusqu'à des mois et des années. Cette maladie est connue depuis les temps les plus anciens et a toujours donné lieu à la simulation, car elle libère les malades de toute responsabilité et leur donne beaucoup d'avantages devant la justice, comparativement aux personnes bien portantes. On sait que quand David, roi d'Israël, était persécuté dans son adolescence par Saül, il fut obligé, entre autres, de fuir chez Anchus, roi des Geths. On y apprit que c'était le même jeune homme qui avait tué Goliath, et David étant menacé d'un grand danger, il se laissa tomber devant la porte de la ville et simula un accès épileptique, ce qui le sauva de beaucoup de désagréments. Cela nous prouve que même les anciens Hébreux connaissaient l'épilepsie et, en cas de rigueur, avaient recours à la simulation. Les Israélites d'à présent la connaissent aussi et ont aussi souvent recours à la simulation, du reste les autres races font de même.

L'approche de l'accès est précédée par des prodromes, portant le nom d'aura. Ce nom singulier
d' « aura » leur a été donné par les anciens qui
avaient observé que chez beaucoup de malades l'accès
épileptique était précédé par la sensation d'un léger
vent passant sur leur corps. Cette sensation commence
au pied ou à une main, monte, et quand elle approche de la tête, la crise convulsive éclate. Cependant,
en réalité, cette sensation de vent n'arrive que rarement ; d'autres prodromes sont bien plus fréquents,
on leur donne le nom d'aura par ancienne habitude,
quoiqu'ils n'aient rien de commun avec le vent. Le
plus souvent l'aura prend la forme d'hallucinations
de la vue. Les malades ont des visions qui leur
semblent toutes être teintes en rouge et représentent
des incendies, du sang répandu, des scènes de
guerre, etc. L'aura peut aussi prendre la forme
d'hallucinations de l'ouïe, du toucher et des autres
sens. Souvent elle se manifeste par une humeur
hargneuse, irritable et agressive ; parfois apparaissent des accès de crainte, d'angoisse, de
palpitations de cœur, d'insomnie. Dans d'autres
cas encore elle prend la forme de contractions des
muscles, d'une faiblesse générale, d'obsessions, etc.
L'aura peut avoir une durée différente, depuis quel-

ques secondes jusqu'à une heure et plus ; ordinairement elle dure si peu de temps, que les malades, sachant que l'accès de convulsions doit venir, n'ont pas le temps de courir jusqu'à leur lit.

L'attaque commence par une chute subite du corps, accompagnée d'un cri perçant et glaçant l'âme. Le visage, pâle d'abord, prend une teinte de plus en plus foncée, devient bleuâtre et enfin écarlate. La respiration s'arrête d'abord, ensuite elle devient bruyante et rauque, de la salive colorée de sang s'écoule de la bouche. La chute est accompagnée d'une raideur de tous les muscles et le corps se tord et se raidit dans telle ou telle direction. Le pouls est accéléré jusqu'à 120-140 pulsations à la minute, les pupilles sont dilatées et ne réagissent pas à l'excitation par la lumière. Le corps se couvre de sueur. Les dents sont serrées et souvent mordent le bout de la langue. Les veines du cou sont congestionnées. Les mains sont crispées en poing, le pouce fortement serré par les autres doigts, la conscience et la sensibilité manquent totalement, les réflexes n'existent plus. Cette tension tonique des muscles dure de dix à vingt secondes et passe à l'état clonique. On remarque avant tout des contractions dans les muscles du visage, ensuite dans ceux des mains, des pieds et de tout le corps. Les convulsions deviennent à un tel point violentes, que souvent le malade tombe du lit et elles peuvent même, dans des cas exceptionnels, causer la fracture des os des pieds ou des mains, la rupture du foie, etc. (Poliakow.) Sous tous les autres rapports, le corps reste dans les mêmes conditions que durant les convulsions toniques ; parfois s'y ajoute une émission involontaire de l'urine, plus rarement celle des excréments, encore plus rarement l'éjaculation séminale : des vomissements ne s'observent que très rarement. Un pareil état dure de deux à quatre minutes ; les convulsions se calment peu à peu et le malade s'endort. Ce n'est pas toujours par le sommeil que l'accès finit. Souvent les malades tombent dans un état de demi-somnolence et ne se sentent que déprimés et exténués. Ils ne se rappellent positivement pas ce qui s'est passé pendant l'accès et si en général ils en ont eu un. Cet état d'amnésie suit les accès violents, ainsi que les accès légers.

Après l'accès, on observe une insensibilité complète, ou du moins une sensibilité diminuée des organes du toucher, du goût, de l'ouïe, de la vue et de l'odorat. Le champ visuel est extrêmement rétréci. Il est vrai qu'un champ visuel restreint se remarque en général chez les épileptiques et, selon Ottolenghi[1], son anormalité peut être envisagée comme symptôme pathognomonique de l'état épileptique ; cependant, après l'accès, le champ visuel est plus restreint que de coutume. On observe dans l'organisme une faiblesse générale, une grande fatigue, des parésies et des paralysies partielles et passagères ; dans la région du cou, du visage et de la poitrine, de petites taches de sang ; de l'albumine se remarque souvent dans l'urine ; le poids du corps tombe généralement ; la tension idiomusculaire devient plus violente et plus intense. On a observé quelquefois une diminution du nombre des globules de sang et une modification de leur forme.

Les accès apparaissent pour la première fois, dans le plus grand nombre des cas, pendant l'enfance : depuis cinq à douze ans, plus rarement avant vingt ans et très rarement après vingt ans. Les intervalles entre les premiers accès sont excessivement longs : un an, deux ans ; ensuite les accès deviennent plus fréquents et, après dix à quinze ans, ils se répètent après une semaine, quelques jours et enfin tous les jours ; mais à mesure que les

<hr>

1. Ottolenghi. Nuove osservazioni sul campo visivo in psycopatie. *Archivio di psychiatria.* t. XII, § 1 et 2.

accès deviennent plus fréquents, ils deviennent beaucoup moins violents et durent moins longtemps.
Des accès se répétant pendant des années et des
années affectent la vie mentale des personnes qui en
souffrent. Souvent ils sont suivis d'un abaissement
du sentiment moral du malade[1] et même le font
tomber en démence.

De semblables accès d'épilepsie convulsive sont
souvent simulés par les recrues, dans le but d'être
libérés du service militaire. Comme la simulation d'un accès de convulsions épileptiques arrive
très fréquemment, chaque médecin doit savoir distinguer un accès d'épilepsie véritable d'un accès
simulé. Involontairement la question surgit : y a-t-il
des symptômes de l'accès de convulsions épileptiques qui ne soient propres qu'à lui, et ne se rencontrent dans aucun autre cas et qui ne puissent en
même temps manquer dans aucun accès épileptique ?
Nous examinerons dans ce but chaque symptôme
principal de l'épilepsie en particulier.

*Le cri.* — Avant l'accès de grand-mal, le malade
pousse un cri sauvage et strident, un cri à un tel
point aigu et perçant, qu'il est réellement caracté-

---

1. ORTOLENGHI. Epilessi psychiche in criminali. *Archivio di psychiatria*, t. XII, § 1.

ristique pour l'épilepsie et qu'il a été envisagé comme un de ses symptômes principaux. Nous pouvons répondre premièrement que le cri épileptique n'existe pas toujours. D'après les observations d'Oliver, le cri ne se rencontre que dans 5 pour 100 des cas. En outre, le cri est souvent remplacé par un gémissement, ou même une respiration particulière, rauque et pénible. L'absence du cri épileptique ne prouve donc nullement que nous n'avons pas affaire à une véritable épilepsie et que l'accès est simulé. Secondement, le même cri s'observe avant un accès hystéro-épileptique ; donc sa présence ne démontre non plus rien de caractéristique pour l'épilepsie. Enfin, en s'exerçant, on peut parvenir à simuler le cri. Le cri épileptique attire l'attention, pour la raison que c'est le premier signal du commencement d'une attaque, dont le spectacle fait une impression profonde et pénible. Presque toujours le malade tombe en poussant le cri et, aussitôt, commencent les convulsions toniques de tout le corps. Il paraît que le cri par lui-même est provoqué par un spasme tonique du larynx et des organes de la respiration ; peut-être aussi est-il une dernière expression de la conscience et du désespoir de l'âme terrifiée par l'approche de l'accès épileptique. Dans tous les cas,

ce symptôme, quoique très frappant, n'est pas assez
sûr et assez important pour que l'on puisse, selon
son absence ou sa présence, affirmer ou nier un
accès épileptique.

*Chute subite et violente du corps.* — L'accès de
convulsions épileptiques commence presque toujours
subitement, ce qui fait que les épileptiques tombent
du coup, sans prendre garde à l'endroit où ils tombent, et se font souvent un mal sérieux. Les vrais
épileptiques tombent le plus souvent sur le visage,
rarement sur le dos. Les simulateurs, dit-on, choisissent presque toujours l'endroit où ils puissent
tomber sans trop se faire mal. Cependant, je ne suis
pas de cet avis. Ceux qui veulent simuler, s'y exer-
cent d'après les indications de personnes expérimentées et celles-là ne peuvent manquer de leur indiquer cette particularité de l'accès épileptique. Au
contraire, j'ai vu des simulateurs qui, à mon approche, tombaient lourdement et tâchaient de se faire
mal. D'un autre côté, mes collègues et moi, nous
avons pu constater des cas où de véritables épileptiques, grâce aux symptômes prodromaux, avaient le
temps d'arriver avant l'accès jusqu'à leur lit, et c'est
au lit que l'accès se déclarait. Par conséquent, ce
symptôme ne peut non plus être envisagé comme

positif, quoiqu'on ne puisse pas ne pas le prendre en considération.

*Pâleur du visage.* — Ordinairement le visage est pâle au commencement de l'accès, puis il devient bleuâtre, rouge et enfin écarlate. Pâlir à volonté est très difficile, mais n'est pas impossible. La disposition d'esprit et les souvenirs peuvent, me paraît-il, jouer un rôle par rapport à la pâleur à volonté. D'un autre côté, nous ne devons pas oublier les circonstances dans lesquelles un accès épileptique se simule. Si quelqu'un trouve nécessaire de simuler l'épilepsie, il doit avoir des raisons graves, — il sait aussi quelles seront les suites, s'il est démasqué. En se décidant à la simulation, il est certainement très agité. Cette agitation peut s'exprimer par la pâleur du visage. De cette manière, la pâleur, comme suite de l'agitation, vient elle-même en aide au simulateur, sans qu'il y pense. Le simulateur tombe. Les convulsions commencent. Il est tout à fait naturel que le visage devienne d'abord bleuâtre, puis rouge et enfin écarlate. De cette manière la pâleur du simulateur est une suite de son état moral, les teintes qui suivent la pâleur proviennent des convulsions, même si ces dernières sont simulées. Il faut encore ajouter que la pâleur du visage n'est pas un symptôme constant de l'épilepsie. Il y a des cas où l'on ne remarque pas de pâleur au commencement de la première période de l'accès épileptique ; il y en a aussi où le visage est rouge dès le commencement de l'attaque.

*Convulsions tétaniques ou toniques.* — Les convulsions toniques sont une suite de contractions des muscles à un tel point rapide, qu'avant la fin d'une contraction une autre commence, ce qui fait que les muscles sont en contraction constante (Oliver). Souvent la contraction tonique des muscles d'un côté du corps est plus violente que celle de l'autre côté. Au premier moment de l'accès, cette contraction tonique des muscles est très violente, de sorte qu'il est très difficile de l'atteindre artificiellement ; cependant, en recevant quelques indications et en s'exerçant, on peut y parvenir. Il est vrai qu'il est difficile de contracter à volonté tous les muscles de l'organisme à un degré égal ; les uns seront plus tendus, les autres le seront moins. Mais c'est ce qui correspond à la réalité. D'après l'opinion de Séguin, les simulateurs oublient souvent la crise de convulsions toniques et commencent l'accès par les convulsions cloniques. Certainement que, vu les circonstances dans lesquelles l'épilepsie se simule, un tel oubli

et une telle bévue de la part du simulateur peuvent
arriver, mais dans tous les cas seulement comme
exception. Nous voyons donc qu'il est possible de
simuler les convulsions toniques et elles ne nous
donnent pas la possibilité de distinguer un véritable
accès d'un accès simulé. Il n'en est pas ainsi par
rapport à la raideur des différentes parties du corps.
On sait que, pendant l'accès épileptique, le pouce
est le plus souvent (cependant pas toujours) serré
par les autres doigts contre la paume de la main. Si
l'on essaie d'écarter le pouce, cela ne réussit qu'à
grand'peine et on risque même de le casser. Nous
observons la même résistance chez les simulateurs.
Sous le rapport donc de la raideur du pouce, l'épileptique véritable ne se distingue en rien du simulateur. Mais voici où la différence se fait remarquer :
le pouce de l'épileptique ne revient pas à sa position première, ou n'y revient que peu à peu et très
lentement, tandis que les simulateurs, se rappelant
l'importance de ce symptôme, tâchent de faire re-
prendre immédiatement au doigt sa position courbée
et l'y tiennent de force, trahissant par là qu'ils le
font volontairement. Ainsi, c'est sur ce symptôme de peu d'importance à première vue, qu'il faut
faire attention, et quoiqu'il ne puisse servir de

symptôme incontestable, affirmatif ou négatif, il peut être d'une grande aide associé aux autres symptômes.

Les *convulsions cloniques* se développent peu après les convulsions toniques et consistent dans une alternance rapide de la contraction et du repos des muscles (Oliver). Elles se manifestent presque toujours d'un manière plus violente d'un côté du corps que de l'autre, parfois même elles ne se montrent que d'un côté. Elles commencent généralement par la main opposée à la direction dans laquelle la tête est inclinée. A mesure que l'accès se développe avec plus de violence, les convulsions passent sur le pied du même côté, ensuite vient le tour du pied opposé et enfin de la main opposée. On ne sait trop pourquoi, mais c'est presque toujours du côté droit que les convulsions commencent. L'inclination de la tête d'un côté dépend de ce que le muscle sterno-cléido-mastoïdien est plus contracté d'un côté que de l'autre, ce qui fait que la tête s'incline vers le côté atteint et le visage s'en détourne. Après avoir atteint son point culminant, l'accès continue dans l'ordre contraire. Les simulateurs ne le savent ordinairement pas et s'efforcent de reproduire les convulsions des deux côtés du corps également. Par cette raison, on

n'observe pas chez les simulateurs la position irrégulière du visage que nous avons indiquée. Trousseau attire l'attention sur ce symptôme; mais il
ajoute lui-même que si les simulateurs connaissaient
cette circonstance, ils auraient facilement pu la
simuler.

*L'écume à la bouche et le bout de la langue mordue
par les dents* peuvent se rencontrer chez les vrais
épileptiques, ainsi que chez les simulateurs. L'écume
à la bouche provient d'une sécrétion trop abondante
de salive ; elle est une suite, paraît-il, de la contraction des muscles du visage qui serrent les glandes
produisant la salive. Une sécrétion trop abondante
de la salive est un symptôme fréquent d'épilepsie et
arrive surtout pendant l'aura épigastrique ; la substance de la salive est la même que pendant l'excitation de la corde du tympan (Oliver). Féré a observé
un cas où l'accès épileptique était précédé par une
aura épileptique s'exprimant par une sécrétion surabondante de salive. Une aura semblable se rencontre
parfois chez les épileptiques souffrant de vers intestinaux. La coloration de la salive par le sang provient de ce que la langue mordue saigne, ainsi que
d'une transsudation violente du pharynx. Les mor-
sures de la langue sont très fréquentes chez les épi-

leptiques, ce qui fait que chez les vrais épileptiques (chez beaucoup d'entre eux, mais pas chez tous), on observe sur la langue d'anciennes cicatrices, comme traces d'accès qu'ils ont eus dans le passé. Le simulateur n'a non plus pitié de sa langue, mais les cicatrices qu'elle porte sont fraîches, ce qui prouve leur origine récente.

*Pouls*. — On cite parmi les symptômes obligatoires et incontestables de l'épilepsie, le pouls accéléré et les pupilles dilatées pendant l'accès. Nous reviendrons sur les pupilles. Quant au pouls, il ne peut avoir qu'une signification positive, et n'en a jamais une négative. Un pouls accéléré (90, 120, 140′) peut se rencontrer chez les vrais épileptiques, ainsi que chez les simulateurs par suite des mouvements forcés des muscles. Cependant, il faut ajouter qu'il y a des cas où le pouls de l'épileptique est à 48′ pendant l'accès (Oliver); ces cas sont très rares, il est vrai, mais j'ai eu moi-même l'occasion d'en observer. Voisin a trouvé, en examinant sphygmographiquement le pouls des épileptiques, que pendant l'accès la courbe du pouls devient plus courte, plus basse et plus arrondie, tandis qu'après l'accès on observe le contraire. Féré dit que tous ces phénomènes ne sont ni constants, ni obligatoires ; les particularités de la courbe du pouls pendant l'accès sont analogues à celles qui se remarquent après chaque mouvement forcé des muscles et elles ne sont nullement caractéristiques pour l'épilepsie. D'après Féré, la pression du sang pendant l'aura, ainsi que pendant l'accès, monte extrêmement, tandis qu'après l'accès elle tombe plus bas que la normale et se maintient à ce degré pendant vingt-quatre heures. Quand les accès se suivent rapidement, la pression du sang tombe extrêmement. Pendant les vertiges, le changement de la pression du sang s'observe aussi, mais à un degré plus faible. Prenant en considération que la transpiration de beaucoup d'épileptiques a une odeur spécifique extrêmement âcre, Smith est arrivé à la conclusion que la substance du sang des épileptiques doit se modifier, du moins à certaines époques. D'après ses observations, la quantité d'hémoglobine dans le sang des épileptiques diminue ; le sang des épileptiques, pendant et après les accès, devient plus épais et plus lourd. Les observations de Winckler ont cependant prouvé que, sous l'influence d'accès épileptiques, la quantité des globules rouges du sang ne change pas, la quantité d'hémoglobine non plus, tandis que sous l'influence de l'excitation psychique épileptique le nombre des globules rouges du sang, ainsi que la quantité d'hémoglobine, diminue pour revenir à la normale quand l'excitation a passé.

*Pupilles.* — Quelques aliénistes affirment que la dilatation de la pupille pendant un accès épileptique est un symptôme incontestable de vraie épilepsie : d'un autre côté, c'est un symptôme à un tel point indispensable et constant, que s'il manque, c'est que l'accès épileptique est simulé. Miller dit : « *Pupillæ semper dilatæ.* » Ce symptôme est réellement sûr et il se rencontre presque toujours, mais cependant pas toujours. Une fois qu'on lui attribue une importance aussi grande et qu'on sait que la maladie peut s'écarter de son cours normal, il faut être extrêmement prudent et circonspect par rapport à ce symptôme. Avant tout, il faut remarquer qu'il ne s'observe pas dans tous les cas d'épilepsie. J'ai eu l'occasion d'observer des cas d'épilepsie où il n'y avait pas de dilatation de la pupille pendant les accès, sa grandeur restait la même et sa réaction à la lumière normale. Il m'est même arrivé d'observer des cas où, au lieu de se dilater, la pupille se rétrécissait jusqu'à une grandeur minime et se dilatait après l'accès jusqu'à sa dimension habituelle. En outre, Brücke nous dit, dans sa *Physiologie,* qu'il connaissait un médecin qui savait dilater ses pupilles à volonté. Comment il le faisait, il ne s'en rendait pas compte lui-même ; mais, dans tous les cas, il pouvait le faire. Si un médecin pouvait le faire, pourquoi cela ne serait-il pas possible à une recrue intelligente et adroite? Le Dr Szontagh[1] a démontré à la Société médicale, sur sa propre personne, comment on pouvait à volonté dilater les pupilles ; la dilatation se faisait de 3,4 à 5,5 et 6,5 millimètres. Il ne se rendait pas compte comment il le faisait. Dans tous les cas, une violente contraction des muscles y est nécessaire. Il est possible que ce soient les vaisseaux jugulaires qui se rétrécissent, qu'un changement se fasse dans la manière dont le sang remplit les cavités du crâne et de l'œil, ce qui provoque la dilatation de la pupille ; il est encore possible que ce phénomène provienne à la suite de la pression sur les nerfs et les ganglions sympathiques disposés dans la région du cou. Le P[r] Bekhterew[2] a observé une femme qui pouvait à volonté dilater la pupille droite. Elle y parvenait au moyen d'efforts qui provoquaient une certaine rigidité de l'œil. Pour rendre la pupille

1. Szontagh. Spontane Erweiterungsfähigkeit der Pupille. *Centralblatt für Nervenheilkunde*, 1892.
2. P[r] Bekhterew. *Messager neurologique*, 1895.

normale, il suffisait à la malade de fermer les yeux plusieurs fois de suite. L'obscurité ou la clarté ne jouaient aucun rôle dans ces mouvements volontaires de la pupille. La pupille droite se dilatait chez cette malade à peu près trois jours avant sa menstruation. Nous connaissons donc plusieurs cas de dilatation de la pupille à volonté ; mais nous n'en avons pas un où l'on ait eu recours à ce moyen pour cause de simulation. Je ne parle même pas de l'atropine qu'on se met dans les yeux, c'est une simulation trop grossière ; mais même sans prendre en considération tout ceci, la dilatation de la pupille ne peut être envisagée comme symptôme assez grave pour que son absence ou sa présence donne le droit de constater une épilepsie véritable ou simulée. Il n'y a pas longtemps, le P^r Salgo[1] a décrit un cas extrêmement intéressant de simulation de maladie mentale et d'épilepsie, où le simulateur, un simple artisan, dilatait à volonté sa pupille, entre autres symptômes. Il y parvenait en retenant la respiration et en fixant un point éloigné.

Tous ces faits prouvent qu'il faut être prudent par rapport au symptôme de la dilatation de la pupille

---

1. SALGO. *Allgemeine Jeitschrift für Psychiatrie*, B. 52.

pendant l'épilepsie. Mosso, Oliver et d'autres, trouvent que la dilatation de la pupille n'est pas un symptôme obligatoire de l'épilepsie. Mairet a affirmé au Congrès des aliénistes, à Lyon, dans sa communication sur l'état des pupilles pendant l'accès épileptique, que dans quelques cas la dilatation de la pupille se remarque encore avant le commencement de l'accès. Pendant la période des convulsions de l'accès, la pupille est presque toujours dilatée ; pendant l'état de dépression qui suit l'accès, la pupille reprend ses dimensions naturelles, ou bien même elle se rétrécit plus que la normale. Les recherches d'Abundo ont prouvé : 1° que pendant le coma qui suit un accès violent, la pupille réagit à la lumière très lentement ; 2° que la dépression psychique qui suit l'accès épileptique a une grande influence sur l'état de la pupille ; 3° que quand les accès ne sont pas violents et ne sont pas suivis de troubles psychiques, l'état de la pupille peut ne subir aucun changement : dans ces cas, on observe même un léger rétrécissement de la pupille ; 4° qu'après des accès violents, accompagnés de troubles psychiques, le rétrécissement de la pupille se rencontre très rarement ; il en est de même dans les cas d'intensité moyenne ; 5° que si la pupille se rétrécit chez les épileptiques, sa dilatation à une lumière faible n'atteint jamais le même degré que chez les personnes bien portantes ; 6° que des rétrécissements rapides de la pupille après un accès épileptique n'arrivent jamais. Agostini a vu des cas où, après les accès épileptiques, les pupilles se dilataient et réagissaient avec plus d'énergie qu'à l'état normal.

*État des vaisseaux sanguins du fond de l'œil.* — Golensowsky n'a pas trouvé d'anémie de la rétine pendant l'accès ; mais en revanche, il a toujours trouvé une hyperémie des veines avec élargissement des capillaires. La plupart des auteurs d'autrefois étaient d'avis que, pendant l'accès épileptique, les vaisseaux du fond de l'œil étaient congestionnés. Jackson a été le premier à prouver qu'il y avait des cas où les manifestations épileptiques étaient suivies d'une congestion des parties intérieures de l'œil moins forte qu'elle ne l'est d'ordinaire ; des cas semblables sont décrits par Albul, Tebaldi, Robin, Hanemann, Aldrige, Hammond et par d'autres.

De Wecer trouve un rétrécissement considérable des artères pendant la période de la pâleur du visage au commencement de l'accès épileptique ; d'après Kastel et Nemetschek, on remarque, pendant la période des convulsions épileptiques, un élargissement des artères. Les recherches d'Abundo ont prouvé : 1° après l'accès épileptique les vaisseaux sanguins du fond de l'œil sont congestionnés ; 2° le degré de congestion dépend de l'intensité de l'accès ; 3° cette congestion ne porte pas un caractère actif ; 4° quand il y a dépression mentale, le degré d'intensité de cette congestion est en rapport avec la dépression ; 5° les congestions pendant les pertes de connaissance et les vertiges épileptiques n'atteignent pas le degré qu'elles atteignent pendant les convulsions épileptiques ; 6° on remarque rarement une différence entre le degré de congestion des deux yeux après l'accès ; 7° en examinant à plusieurs reprises à l'ophtalmoscope le fond de l'œil des épileptiques pendant les intervalles lucides, on peut préciser à peu près la durée des accès épileptiques. Kniess émet l'opinion que l'arrêt du sang dans les veines de la rétine, qu'il a observé chez un épileptique, était précédé par un spasme des artères, provoquant une cécité passagère. Il pense que pendant l'accès épileptique, un spasme s'opère dans les capillaires de l'œil ; quand le spasme s'arrête, les convulsions cessent aussi et peu à peu le malade revient à l'état normal. On remarque, en même temps, une stagnation dans les veines de la rétine et du nerf optique, qui augmente à mesure que l'accès approche ; plus les accès se succèdent rapidement, plus l'arrêt du sang dans la rétine augmente. Staderini nous a donné la description d'un malade de trente-deux ans qui souffrait d'accès de petit-mal. Après un violent accès de vertige avec perte de connaissance, il ne voyait rien de l'œil gauche ; l'œil droit voyait tous les objets comme enveloppés d'un brouillard : l'examen ophtalmoscopique démontra une ischémie de la rétine. La vue revint peu à peu.

D'Abundo croit que l'influence des accès épileptiques sur le *champ visuel* s'exprime de la manière suivante : 1° après l'accès épileptique, le champ visuel se rétrécit considérablement ; 2° le degré de ce rétrécissement dépend de l'intensité de l'accès ; 3° ce trouble est une suite de la raideur du corps et de la dépression mentale ; 4° la dépression mentale influe sur le degré d'intensité du phénomène décrit ; 5° on ne remarque pas de différence entre le rétrécissement du champ visuel des deux yeux ; 6° le rétrécissement du champ visuel ne prend pas la forme de l'hémianopsie ; 7° il existe presque toujours une dépendance entre l'affection du fond de l'œil et le rétrécissement du champ visuel. Ottolenghi a trouvé, dans les intervalles entre les accès, le champ visuel des épileptiques plus rétréci que la normale et de forme irrégulière, parfois même ayant la forme de scotome.

Les recherches sur *l'acuité de la vision* des épileptiques ont donné les résultats suivants : 1° après l'accès épileptique l'acuité de la vision baisse proportionnellement à l'intensité de l'accès ; 2° l'altération de l'acuité de la vision n'est pas stable chez les jeunes gens ; 3° la dépression mentale influe sur le degré et la durée de l'affaiblissement de la vue ; 4° il y a une certaine dépendance entre l'affaiblissement de la vue et l'état des vaisseaux sanguins du fond de l'œil. D'après Agostini l'acuité de la vision des épileptiques ne change presque pas après l'accès. Après les accès épileptiques nous rencontrons des désordres chromatiques très considérables et dont l'intensité dépend du dégré de violence de la dépression mentale : 1° les cas récents d'épilepsie donnent des changements peu considérables ; 2° l'épilepsie petit-mal donne ordinairement des suites négatives ; 3° les phénomènes chromatiques dépendent des altérations des vaisseaux du fond de l'œil.

*L'urine.* — Quelques aliénistes envisagent comme symptôme caractéristique de l'épilepsie la sécrétion involontaire de l'urine (Stewart). Oliver est cependant d'un avis contraire, vu qu'on peut observer beaucoup de cas d'épilepsie où ce symptôme manque ; on connaît en même temps beaucoup de cas d'hystéro-épilepsie avec sécrétion involontaire de l'urine. Ce qui est important, c'est que ce symptôme est propre aux cas graves d'épilepsie, quoiqu'il se rencontre parfois aussi dans les cas où la connaissance ne se perd pas complètement, et même dans les cas de petit-mal. Dans quelques cas, le besoin d'uriner précède et prédit l'approche d'un accès et si on le satisfait, l'accès peut ne pas éclater, sinon l'accès a lieu. Parfois on observe une sécrétion très abondante après l'accès (Hollager). La sécrétion involontaire de l'urine est dans le plus grand nombre des cas une suite de l'état convulsif des muscles abdominaux ; dans d'autres cas, c'est la suite de la paralysie des muscles de la vessie.

Huppert a été le premier à attirer l'attention sur l'importance diagnostique de l'albuminurie, observée tout de suite après l'accès. Des recherches précises ont cependant démontré que, quoiqu'on trouve réellement de l'albumine dans l'urine après un accès épileptique, ce n'est cependant pas un symptôme constant et obligatoire. Hollager a trouvé de l'albu-

mine dans l'urine après un état de mal épileptique.
D'après Smith, la quantité des phosphates augmente
après les accès épileptiques, par suite d'une activité
nerveuse plus intense ; d'après Mairet, il en est de
même par rapport à la quantité d'azote. Zuelzer a
trouvé que, dans quelques cas d'épilepsie, la formation relative de l'acide phosphorique dans les intervalles entre les accès est au-dessous de la normale ;
elle s'accroît visiblement de suite après l'accès ; on
remarque parfois que la quantité d'acide phosphorique augmente sans qu'il y ait eu d'accès, mais dans
ce cas on peut toujours présumer que l'accès a passé
inaperçu. D'après Lailler, l'urine contient après
l'accès épileptique une plus grande quantité d'acide
phosphorique que la normale, tandis que la quantité
d'urée est moindre ; si les accès épileptiques se suivent rapidement, la quantité d'urée augmente, ainsi
que celle d'acide phosphorique. D'après les recherches de Rivano, les jours d'accès, la sécrétion de
l'urine chez les épileptiques est toujours plus abondante que de coutume, en moyenne environ 7 pour
100 ; la quantité générale d'acide phosphorique augmente les jours d'accès environ de 33 pour 100 ; ce
surplus se rapporte presque toujours à la quantité des
phosphates. Ce symptôme se remarque aussi pen-

dant l'épilepsie petit-mal : ce qui indique, d'après Mairet, que l'activité nerveuse est plus énergique que de coutume. Bird a trouvé dans l'urine des épileptiques une quantité diminuée de phosphates organiques et un accroissement absolu des glycérinophosphates. Cet accroissement s'opère, selon toute probabilité, aux dépens de la lécithine du cerveau. Haig a examiné l'urine de beaucoup d'épileptiques de suite après l'accès et a trouvé que cette urine contenait toujours une quantité d'acide urique plus grande que la normale, tandis qu'avant l'accès et quelque temps après l'accès, la quantité d'acide urique tombe au-dessous de la normale. Il a même émis l'opinion qu'en augmentant ou en diminuant la quantité d'acide urique dans l'organisme de l'épileptique, on pouvait à volonté prévenir ou hâter l'accès épileptique. Rossi[1] a trouvé qu'avant l'accès épileptique, par suite d'une métamorphose incomplète dans les tissus, surtout dans le sang et dans le cerveau, une grande quantité de principes toxiques, de la créatinine surtout, s'y amasse et excite la région psychomotrice. Pendant l'accès, la métamorphose de la matière, ainsi que la restitution, augmentent d'énergie. Pendant la période qui suit

1. Rossi. *Annali di freniatria*, 1804.

l'accès, les produits de la métamorphose inverse s'excrètent par les reins. Dans les périodes de calme relatif, les procès de restitution et de démolition s'opèrent plus ou moins également et les tissus ne subissent pas l'effet nuisible des matières toxiques. Edes a remarqué pendant l'état de mal épileptique un accroissement de la quantité d'urine, ainsi que de celle d'urée, ce qui l'amène à la conclusion, que pendant l'état de mal épileptique les matières albumineuses se détruisent trop énergiquement. Féré a rassemblé consécutivement l'urine des épileptiques pendant l'accès et a fait des recherches sur sa nature toxique ; il s'est trouvé que l'urine était le plus toxique vers la fin de l'accès. Après l'accès, la toxicité de l'urine passe peu à peu ; les recherches de Féré n'ont été jusqu'à présent confirmées par personne. Dans tous les cas, si ces données se trouvent justes, elles joueront un rôle très important pour aider à comprendre l'essence même de l'épilepsie. Il se trouve donc que l'urine offre sous différents rapports un très grand intérêt dans la pathologie de l'épilepsie, et des recherches dans cette direction peuvent donner des résultats très sérieux et très importants.

Les *vomissements* sont un symptôme très rare pen-

dant l'accès d'épilepsie et s'ils arrivent, c'est pendant
la période prodromale, ou après l'accès. En ce qui me
concerne personnellement, je n'ai eu que très rarement l'occasion d'observer des vomissements après
les accès épileptiques et jamais je n'en ai vu pendant
l'accès. Cependant, dans les cas où les vomissements arrivent, ils sont un symptôme très désagréable et peuvent même être dangereux, pouvant as-
phyxier le malade.

*L'émission involontaire des excréments* pendant
l'accès est aussi un cas très rare et si cela arrive, c'est
par suite des spasmes des muscles abdominaux, et
non de la paralysie des sphincters du rectum.

Les ecchymosès sur différentes parties du corps se
rencontrent souvent. Trousseau a particulièrement
fait attention à ce symptôme. Ces taches peuvent
être de grandeur différente, depuis celle d'une pi-
qûre de puce, jusqu'à la grandeur d'une pièce de
20 kopecs et plus. Si ces taches ont une grande dimension, elles se montrent presque toujours symé-
triquement, de préférence sur le visage, sous les yeux,
sur le cou; si les taches sont petites, elles apparaissent toujours en grande quantité et se disposent ou
bien d'un seul côté du corps, ou bien des deux.

Les ecchymoses sont un symptôme assez rare

d'épilepsie ; quand elles se manifestent, elles peuvent servir de preuve que l'accès est véritable. Il est très difficile, sinon impossible, à un homme qui ne s'y entend pas, de se faire soi-même des sugillations, surtout de toutes petites. Quand ce symptôme existe, il peut être envisagé comme très grave et très important. Il existe bien plus souvent qu'on ne le croit généralement (Berger, Oliver, Dragomanow), il faut seulement se donner la peine de le chercher après l'accès.

*Perte de connaissance et amnésie.* — Pendant l'accès épileptique le patient perd complètement connaissance, ainsi que toute sensibilité. Par conséquent ses centres intellectuels restent inoccupés pendant ce temps et il ne se forme dans son cerveau aucune idée concernant les circonstances extérieures et l'état de son propre organisme ; il doit donc y avoir une lacune dans la vie intellectuelle de l'épileptique pendant ce temps. C'est ce qui arrive en réalité. L'amnésie accompagne les accès convulsifs de l'épilepsie grand-mal (epilepsia gravior), ainsi que ceux de l'épilepsie psychique (epilepsia psychica). On envisage ce symptôme comme un des plus importants et comme indispensable pour toute les formes de l'épilepsie. Plus que cela ; on dit — pas d'amnésie, pas d'épilepsie. Ceci n'est pas exact.

Il y a des cas où le même malade perd complètement connaissance pendant quelques-uns de ses accès et ne la perd pas pendant d'autres. Il y a aussi des accès *d'épilepsie incomplète* quand quelques organes sensoriels du malade perdent la faculté de réaction, ou quand le malade réagit aux sensations, sans pouvoir les apprécier à leur juste valeur. Le malade entend dans ces cas qu'on parle autour de lui et il sent qu'on le touche, mais il est incapable de faire un mouvement, ce qui prouve que la possibilité de réagir à un certain degré aux excitations extérieures existe et que la connaissance n'est pas complètement perdue ; il en résulte un oubli confus du milieu et des circonstances qui l'environnent. Des cas semblables arrivent réellement et j'en ai observé moi-même plus de vingt. Le P^r Ball nous donne la description d'un cas où une femme souffrait d'accès de grand-mal, de petit-mal et de fureur épileptique. Au commencement, ces accès étaient suivis de perte de connaissance et d'amnésie, ensuite la malade se rendait compte pendant l'accès de tout ce qui se passait autour d'elle et s'en souvenait. Je me permettrai de m'arrêter un peu sur l'amnésie de l'épilepsie psychique. La médecine d'à présent affirme que l'amnésie est obligatoire pour la fureur épileptique. Les personnes souffrant d'accès de fureur épileptique commettent souvent les crimes les plus atroces, sans en garder le moindre souvenir. Il arrive souvent que les représentants de la justice n'ont pas entière confiance dans cet oubli et le prennent pour un subterfuge. Les médecins affirment, en réponse, que cet oubli est non seulement possible, mais même obligatoire. La justice cède enfin. Mais voilà le cas suivant qui se présente : le malade n'a gardé qu'un souvenir confus de l'action qu'il a commise. Elle se présente à sa mémoire d'une manière vague et indécise. Il ne peut plus en reproduire le tableau dans son souvenir. A l'aide des dépositions des témoins, le juge d'instruction, comme un peintre adroit, reproduit dans la conscience du malade, trait par trait, tous les détails du crime commis. Il les répète deux ou trois fois, de sorte qu'à la fin l'épileptique peut en toute conscience en raconter tous les détails lui-même. Il se les représente nettement. Mais il craint les suites de son aveu, la responsabilité qui l'attend, et assure ne se rappeler de rien, s'embrouille, se trouble et perd sa cause. Les médecins se trouvent vis-à-vis d'un cas où l'amnésie

manque ; symptôme positif qu'ils n'ont pas affaire
à l'épilepsie. Le juge d'instruction voit, excepté l'absence d'amnésie, un trouble visible, un manque de
franchise, qu'il interprète comme tendance à le
tromper et à le duper. Le prévenu est condamné.
Cependant, il est réellement malade. De pareils cas
arrivent sans nul doute. Il arrive aussi que de suite
ou peu de temps après l'action commise, le malade
s'en rappelle les moindres détails, mais ensuite il
oublie non seulement le fait en lui-même, mais qu'il
en ait jamais parlé à quelqu'un. Maudsley, Samt
et d'autres nous citent de pareils cas ; j'en connais
plusieurs. Ce fait s'explique ou bien par là, que
le malade raconte les détails de l'accès épileptique,
se trouvant encore sous son influence et l'oublie
après être entièrement revenu à lui ; ou bien par
là que le malade a plusieurs accès consécutifs et
qu'il se souvient et raconte dans le courant d'un des
accès suivants ce qui s'est passé pendant l'accès précédent ; quant les accès finissent, il oublie l'un comme
l'autre. C'est ce qui est arrivé dans un des cas de
ma pratique. Je trouve donc qu'il faut être très prudent par rapport à ce symptôme et on pourrait arriver à des conclusions fausses et dangereuses en se
basant exclusivement sur son absence ou sa présence.

Il est vrai qu'un simulateur peut très facilement faire semblant de ne pas se rappeler le crime commis, en vue de la punition qui l'attend. Mais il peut tout aussi bien arriver qu'un homme ait réellement eu un accès épileptique et qu'il ait cependant gardé un souvenir de tout ce qui s'est passé. Ce tout dernier temps nous trouvons dans la littérature beaucoup d'affirmations que l'amnésie n'est pas un symptôme obligatoire de l'épilepsie ; c'est l'opinion d'Oebeke, de Weiss, Tamburini, Hughes, Bombarda [1], Lemoine [2] et d'autres. Simmerling [3] émet l'opinion qu'un symptôme important de l'épilepsie est l'état vague et ténébreux de la conscience, et non sa perte complète.

Il y a des cas où le malade se rappelle le crime qu'il a commis et peut en raconter tous les détails une heure, deux heures et même trois heures après, tandis que plus tard il affirme ne rien savoir et avoir oublié tout ce qui s'était passé. On prend très souvent de pareils malades pour des simulateurs et des criminels expérimentés qui ne se gênent même pas de nier ce qu'ils avaient déjà avoué. Ce n'est pas

<hr>

1. BOMBARDA. *Revue neurologique*, 1894.
2. LEMOINE. *Bulletin de médecine mentale*. Belgique, 1895.
3. SIMMERLING. *Neurolog. Centralblatt*, 1895.

juste. De pareils cas existent sans nul doute et nous n'avons pas le droit de ne pas y croire. Ce fait s'explique par là que, quoique la crise de fureur épileptique ait cessé, l'accès épileptique peut durer encore, ce qui fait que les malades se rappellent les détails et peuvent les raconter ; quand l'accès se termine tout à fait, les malades tombent dans un état de parfaite amnésie.

Ottolenghi[1] nomme un pareil état amnésie retardée. Il y a aussi des cas où les malades, revenus à eux, ne se rappellent positivement pas ce qui s'est passé pendant l'accès ; mais quand un nouvel accès commence, ils racontent avec tous les détails tout ce qui s'est passé pendant l'accès précédent ; j'ai eu un cas semblable dans ma pratique[2]. D'après les observations d'Ottolenghi[3] quelques épileptiques ont, à côté de moments d'absence de connaissance, des moments parfaitement lucides où ils se rendent compte de toute l'absurdité de leurs actions, sans toutefois pouvoir s'en abstenir ; il nomme cet état *secondo stato epilettico*.

1. OTTOLENGHI. Epilessia psychica. *Rivista sperimentale di freniatria*, V, XVI.

2. P. KOVALEVSKY. *Analyses psychiatriques médico-légales*, t. I.

3. OTTOLENGHI. Epilessia psychica. *Rivista sperimentale di freniatria*, V, XVI.

*Diminution du poids du corps.* — J'ai été le premier à indiquer que les accès d'épilepsie somatique, ainsi que ceux d'épilepsie psychique sont accompagnés d'une perte graduelle du poids du malade. Certainement cette baisse de poids n'est pas la même pendant chaque accès. Dans les cas récents et violents d'épilepsie convulsive, la perte du poids est plus grande ; dans les cas chroniques et peu violents, quand l'organisme a le temps de s'habituer aux convulsions, les pertes du poids sont peu considérables, à peine perceptibles. Même dans les cas d'épilepsie petit-mal, on remarque parfois des pertes de poids quoique très peu considérables. Si plusieurs accès se suivent, les premiers sont accompagnés d'une plus grande perte de poids que les suivants ; la même chose peut être dite de l'état de mal épileptique. Les cas d'épilepsie psychique sont aussi accompagnés par une perte du poids du malade ; plus l'accès de fureur épileptique a été violent, plus la perte du poids est considérable. Cette diminution du poids du corps peut être provoquée par différentes raisons, qui toutes contribuent à la démolition des tissus de l'organisme. Nous indiquerons parmi ces raisons : les mouvements convulsifs et violents du patient, une température élevée, le refus de nourriture, un jeûne prolongé, des affections trophiques de l'organisme, et ainsi de suite. Laquelle de ces raisons a une plus grande influence sur la diminution du poids du corps, laquelle une moins grande, cela n'a pas été précisé jusqu'à présent.

Cependant, ces pertes de poids se réparent très vite chez les épileptiques, de sorte qu'en général le poids de leur corps reste presque toujours le même.

Lehmann a observé dans la clinique de Jolly les changements du poids des épileptiques dans les vingt-quatre heures. Il s'est trouvé que ces changements étaient très peu considérables. Dans quelques cas le poids baissait un peu ; dans d'autres il n'y avait aucun changement, ou même le poids augmentait, malgré que ce même jour le malade ait eu un accès. Se basant sur ces observations d'épileptiques chroniques, Jolly affirme que si la nutrition des épileptiques est telle qu'elle devrait l'être, les pertes du poids de leur corps ne surpassent pas le balancement normal du poids des personnes bien portantes.

Olderogge a observé le poids du corps de huit malades et a trouvé que, quoiqu'il y eût une perte de poids après l'accès, elle était trop peu considérable pour pouvoir servir de symptôme pour le diagnostic de l'épilepsie. Pour obtenir un résultat plus précis, les malades étaient pesés plusieurs fois par jour, ainsi qu'immédiatement après l'accès. Trouvant que l'accès même provoque une perte de poids peu considérable, Olderogge en attribue la plus grande partie à l'excrétion involontaire de l'urine qui se rencontre chez quelques épileptiques, aux vomissements et à d'autres excrétions (la transpiration) qui peuvent avoir lieu pendant l'accès.

En dépit des recherches de Lehmann et d'Olderogge, B. Ochs insiste que la perte du poids après les accès épileptiques n'est pas accidentelle, qu'elle est constante et dépend de l'accès même et qu'elle peut donc servir de symptôme pour reconnaître si l'accès est véritable ou simulé.

Kranz a observé les changements quotidiens du poids de sept épileptiques dont la maladie durait de neuf à dix-sept ans, et quoiqu'il ait trouvé que dans la plupart des cas le poids baissait après les accès, il n'est cependant pas de l'avis que la perte du poids des épileptiques puisse servir de symptôme pathognomonique pour les accès d'épilepsie.

Schuchard a de même examiné le changement journalier du poids de dix épileptiques qui souffraient d'accès épileptiques depuis quatre à trente ans ; il remarqua que non seulement le poids ne baissait pas toujours après l'accès, mais que parfois il augmentait même. Pour cette raison Schuchard est d'avis que le poids du malade après l'accès ne peut être d'aucune importance.

Hollager s'est occupé à peser les épileptiques pendant des mois et des mois et est arrivé à la conclusion, qu'après quelques accès épileptiques on remarque une perte de poids très considérable. Dans son ouvrage sur le poids du corps pendant les psychoses, Fürstner dit, en ce qui concerne la folie épileptique, que même étant bien nourris, les malades perdent parfois dans les vingt-quatre heures 5 à 8 livres et dans quelques jours de 10 à 13 livres; le poids baisse plus considérablement après chaque accès isolé; quand les accès se suivent l'un après l'autre, la perte est moins grande après chaque accès. Stern donne la règle générale suivante : pendant les psychoses et les névroses qui durent longtemps, le poids du corps tombe au commencement; ensuite, après un certain espace de temps, il commence à augmenter; la raison en est non que la santé du malade s'améliore, mais que son organisme s'adapte, s'habitue au procès morbide qui se fait en lui. D'après Stern c'est une « hypertrophie de l'assimilation » qui a lieu dans ce cas. Passant à l'observation du poids du corps des épileptiques en particulier, Stern a trouvé que dans une suite d'accès épileptiques consécutifs le poids tombait considérablement après les premiers accès, tandis qu'après les accès suivants sa diminution était insignifiante. Certainement que le poids du corps diminue parfois très considérablement après un accès d'épilepsie isolé, de 4 livres, par exemple, dans un cas cité par Stern ; mais il revient ensuite à la normale, de sorte que les épileptiques gardent en général le poids qu'ils ont eu en entrant dans l'asile. Les recherches sur la perte du poids des épileptiques faites par Féré ont prouvé qu'il diminuait parfois de 700 grammes ; même dans un cas d'accès d'épilepsie presque de 13 kilogrammes. Féré a remarqué encore la particularité suivante : le même poids tombe non seulement tout de suite après l'accès, mais pendant un à trois jours qui le suivent, certainement à raison des excrétions abondantes provoquées par une métamorphose de la matière plus énergique pendant l'accès.

Des recherches plus précises sur la *température du corps* des épileptiques ont été faites pour la première fois par Bourneville, qui a trouvé qu'après chaque accès la température montait. Elle ne monte pas d'une manière égale après chaque accès, mais en balançant entre 0,1 et 1,4 degrés, selon l'intensité et la durée de l'accès. Bourneville a remarqué que la température montait le plus considérablement après l'état de mal épileptique; pendant les simples accès épileptiques elle s'élevait dans la moyenne de 0,5 à 0,6 degrés. Après Bourneville, c'est Westphal, Simon, Huppert, Fürstner, Kraemer, Bernhardt, Clouston, Hebold, Möbius et Savage qui ont observé la température des épileptiques, et leurs recherches sont toutes plus ou moins d'accord avec celles de Bourneville. En 1887, la température des épileptiques fut étudiée par Witkowsky qui voulait prouver qu'une température élevée n'est pas un symptôme constant d'un accès épileptique et n'est obligatoire que pour l'état de mal épileptique. Bourneville et Lemoine ont vérifié encore une fois cette question et sont venus à la conclusion, que la température montait toujours après un accès épileptique. Gottardi trouve ce symptôme à un tel point important et constant, qu'il l'indique comme moyen de distinguer un véritable accès épileptique d'un accès simulé. Tambroni a examiné la température des épileptiques pendant et après les accès et a trouvé que les simples accès congestifs sont accompagnés d'une hausse de la température, dont l'intensité dépend de la durée de l'accès. Après les accès épileptiques la température tombe, d'après ces observations; cette baisse de la température dure une demi-heure à peu près et s'égalise ensuite; d'après Obersteiner la température du corps redevient normale quatre à dix heures après l'accès. Mairet et Bosc ont trouvé que pendant l'accès la température peut baisser ou monter, selon l'intensité de l'accès; si le malade est dans un état déprimé après l'accès, la température baisse; s'il est excité, la température monte; quand l'accès finit tout à fait, la température revient peu à peu à la normale.

Il est important de faire attention à la *sensibilité cutanée* avant et après l'accès épileptique. Le P$^r$ Kremiansky a fait part de ses observations sur les altérations de la sensibilité cutanée au Congrès des naturalistes à Saint-Pétersbourg. Mes observations sont d'une date plus ancienne, quoique je les trouve loin d'être achevées. Je me permettrai d'émettre le résultat de mes recherches : *a*) dans quelques cas d'épilepsie somatique la capacité de localisation tombe bien au-dessous de la normale et n'y revient que dans le courant d'un à trois jours ; *b*) pendant la période d'excitation de l'épilepsie combinée cette capacité est plus impressionnable que pendant

l'intervalle lucide ; *c*) après un accès d'épilepsie chronique la localisation est considérablement au-dessous
de la normale et n'y revient que dans le courant
d'un à trois jours. Landhof a observé pendant quelques cas d'épilepsie, avant et après l'accès, une
anesthésie de la sensibilité cutanée.

Thomson et Oppenheim ont observé une anesthésie passagère de la sensibilité cutanée après les
accès épileptiques accompagnés d'un trouble de la
conscience, de dépression et d'irritabilité de la
sensibilité affective sans trouble de la conscience,
ainsi qu'après leurs équivalents et les cas d'épilepsie abortive : dans les cas d'épilepsie chronique,
pour la plupart avec démence, ils ont observé une
anesthésie stable de la sensibilité cutanée.

Agostini a observé une diminution de la sensibilité
tactile et de la localisation chez les épileptiques ; la
sensibilité à la température et à la douleur, ainsi que
la sensibilité musculaire, se trouvait être presque
normale ; la sensibilité de la peau à l'électricité, ainsi
que le goût et l'odorat, surtout après l'accès, étaient
affaiblis (Russel, Bennet, Féré, Agostini). L'*ouïe*
est aussi affectée après l'accès et son affaiblissement
est souvent accompagné par un affaiblissement de la
sensibilité tactile autour de l'organe de l'ouïe

(Charpentier) ; c'est très rare de rencontrer une hyperesthésie de l'ouïe. *L'acuité de la vue* baisse aussi, d'après Fano et d'Abundo ; et même si plusieurs accès se suivent rapidement, le malade peut devenir temporairement tout à fait aveugle (Staderini, Citrine, Féré, Agostini et autres). La *réaction psycho-physique* baisse considérablement après l'accès (Tanzi, Remond, Féré).

Beefor, Féré, Gowers et d'autres ont fait attention à l'état des *réflexes des tendons* chez les épileptiques, mais n'ont pas obtenu de données précises et positives. Beefor a remarqué que les réflexes des tendons devenaient plus forts après les accès : d'autres, au contraire, ont remarqué que les réflexes des tendons devenaient plus faibles et souvent même manquaient complètement après un accès. Agostini a trouvé que les réflexes de l'hélice auriculaire, ceux de l'odorat et du palais, ainsi que les réflexes axillaires, plantaires et ceux de l'abdomen et du crémaster manquent en général d'énergie chez les épileptiques : après les convulsions ils deviennent plus énergiques, surtout les réflexes plantaires. Le phénomène du pied manque complètement pendant les intervalles entre les accès et ne se montre pour la plupart qu'après l'accès. Récemment, le Dr Wassiliev a fait des recherches expérimentales dans le cabinet du P<sup>r</sup> Bekhterew concernant l'état des réflexes des tendons chez les chiens souffrant d'épilepsie inoculée. Il a remarqué tout de suite après l'accès de convulsions épileptiques une absence entière des réflexes des tendons; quelques minutes plus tard, les réflexes commencent à reparaître, mais ils ne reviennent à la normale souvent qu'une demi-heure après la fin de l'accès. Dans quelques cas l'affaiblissement des réflexes est suivi d'abord par une activité exagérée et ce n'est qu'ensuite qu'ils reviennent à la normale. Cramer a aussi observé l'absence des réflexes tendineux après les accès épileptiques ; le clonus de la plante du pied devient plus énergique, d'après Agostini, et prend la forme de trépidation épileptique.

Schwarz a observé que, dans l'épilepsie corticale, les réflexes des tendons augmentaient d'énergie du côté opposé à l'endroit du cerveau affecté ; le réflexe du genou devient plus fort sur les deux pieds, mais surtout sur le pied opposé au côté du cerveau affecté ; ce phénomène atteint le plus d'intensité après l'accès épileptique. Les réflexes de la peau deviennent aussi plus énergiques; mais, après de violentes convulsions, ils faiblissent et peuvent même disparaître complètement pour quelque temps.

La *contraction idiomusculaire*, d'après Reinhard, est faible et lente dans les intervalles entre les accès, tandis que l'enflure idiomusculaire ne change pas. J'ai eu aussi l'occasion d'observer qu'après les accès épileptiques la contraction idiomusculaire devient plus énergique. Féré et Lamy ont observé très souvent une contraction idiomusculaire chez les épileptiques, nommément dans 108 cas sur 133. Boccolari et Borsari ont trouvé que la contraction galvanique et faradique des nerfs et des muscles est affaiblie chez les épileptiques, tandis que la force de résistance absolue des muscles est plus grande. Féré a examiné la force des muscles après les accès épileptiques et a trouvé qu'elle diminuait et qu'un tremblement s'y ajoutait, surtout dans les muscles où les convulsions avaient été plus violentes. Il arrive même que des paralysies passagères frappent les muscles qui ont été le plus atteints par les convulsions; ces paralysies passent après quelque temps. Matthieu a aussi observé le tremblement des muscles avant les accès d'épilepsie et des parésies légères après. C'est par cette raison qu'il explique le changement de l'écriture des épileptiques.

*Écriture des épileptiques.* — Matthieu a trouvé

qu'avant l'accès d'épilepsie convulsive l'écriture des épileptiques est tremblante ; ce tremblement augmente à mesure que l'accès approche. Après l'accès l'écriture est faible presque jusqu'à la parésie. Les changements de l'écriture des épileptiques ont aussi été observés par Agostini, Bucknill, Tuke et Spitzka.

On remarque parfois après les accès épileptiques un changement de la démarche qui peut même atteindre l'impossibilité de marcher. Les parésies, les paralysies et les tremblements peuvent être monoplégiques, hémiplégiques (P$^r$ Sikorsky) et paraplégiques ; tous ces phénomènes sont passagers et passent vite. Dans des cas très rares les accès épileptiques ont pour suite des contractions, des jointures démises et des os brisés. Féré a trouvé de graves altérations dans les fonctions des voies respiratoires, s'exprimant par une aspiration plus courte et une expiration plus longue que la normale.

Cet examen de tous les symptômes de l'épilepsie nous prouve que pas un d'eux ne peut être pathognomonique pour l'épilepsie. Tous ils se rencontrent aussi pendant d'autres maladies et chacun d'eux peut manquer dans tel ou tel cas d'épilepsie, sans que l'accès perde son caractère épileptique. La diagnose de l'épilepsie se base donc non sur un symptôme particulier, mais sur la combinaison de tous les symptômes présents.

ÉPILEPSIE PETIT-MAL. — La forme la plus fréquente de l'épilepsie petit-mal sont les accès d'*absence*. Ces absences ne durent que quelques secondes, une à deux minutes, et le malade revient à son occupation, ne se rendant pas compte que quelque chose lui était arrivé. Pour la plupart le visage du malade est pâle pendant ces accès, les traits sont contractés et expriment la frayeur, les pupilles sont dilatées et ne réagissent pas à la lumière, le pouls est accéléré, la respiration de même, l'individu est insensible et immobile ; parfois les malades font tomber les objets qu'ils tiennent ; très rarement il y a émission involontaire de l'urine pendant l'accès. Parfois les absences sont accompagnées de *vertiges* qui peuvent être si violents, que le malade perd connaissance. L'épilepsie petit-mal se distingue donc de l'épilepsie grand-mal par l'absence des convulsions. Une interruption, une lacune passagère se fait dans la vie consciente de l'individu, pendant laquelle toute la vie de l'organisme, excepté la vie végétale, s'arrête. Mais il y a des cas où, au moment de cette absence, le malade commet d'une manière tout à fait inconsciente et automatique un acte intentionné. Cet acte peut être envisagé comme équivalent psychique, qui n'a aucun rapport ni avec la vie passée, ni avec la vie future du malade. De pareils équivalents ne sont pas rares et donnent parfois sujet à une expertise médico-légale. On m'envoya un jour, pour être soumis à un examen médical, un paysan qui avait volé des betteraves au marché où il était venu en vendre. Pendant l'enquête, le paysan avait déclaré ne se rappeler rien de ce qui s'était passé. Il se trouva qu'il avait déjà été battu pour vol autrefois et qu'il avait tâché de se justifier en assurant qu'il ne savait et ne se rappelait rien. Une fois, pendant ma visite du soir, le malade se leva, se déshabilla complètement, fit un paquet de ses habits et le cacha derrière la porte. Il eut après cela un léger accès de convulsions. Revenu à lui, le malade ne se rendait positivement pas compte de ce qu'il avait fait et était tout confus de se trouver nu. Un cas semblable a été communiqué par Leidesdorf. En général, d'après l'opinion de Backer, Savage et autres, des actions raisonnées et intentionnées sont un phénomène fréquent pendant l'épilepsie. Je ne puis pas ne pas rappeler les cas classiques de Trousseau concernant le président du tribunal et l'architecte, ainsi que celui de Magnan concernant l'homme qui était tombé à la rivière ; dans ces cas, des actions intentionnées, mais parfaitement inconscientes, jouaient le rôle d'équivalent dans l'épilepsie petit-mal.

L'automatisme épileptique peut aussi y être rapporté (Funajoli) [1]. D'après les observations de Frenkel [2] l'automatisme épileptique peut apparaître avant l'accès convulsif, après l'accès et comme son équivalent ; c'est l'état que Charcot a nommé crises comitiales ambulatoires. Je connais un cas où un marchand de Saint-Pétersbourg s'est trouvé être à Kiew un beau jour, sans savoir comment ni pourquoi. Il y conclut plusieurs transactions commerciales, qu'il ne se rappelait positivement pas, mais qui étaient tout à fait en règle. Un cas semblable [3] a été décrit par moi avant le cas que je viens de citer. Un soldat souffrait d'accès épileptiques ; parfois ces accès se remplaçaient par un état tout à fait particulier. Cet état ressemblait à un songe et durait de trois à quatre jours ; ensuite le malade reprenait connaissance, gardant un souvenir confus de ce qui s'était passé pendant l'accès. Il

---

1. FUNAJOLI. Di un caso di determinismo ambulatorio. *Riforma medica*, 1893.

2. FRENKEL. L'automatisme dans l'épilepsie et dans les autres maladies nerveuses, 1890.

3. KOVALEVSKY. *Analyses médico-psychologiques*, t. I, p. 55.

avait fait la tentative de déserter se trouvant dans un pareil état et il est sous jugement, en ce moment, pour une seconde tentative semblable. Voici comment il raconte sa seconde évasion : il était à Kiew ; tout à coup il ressentit l'envie irrésistible de revenir à la maison. Il se mit en route, sans raisonner ce qu'il faisait et sans se cacher. Il marcha pendant cinq jours et se trouva aux limites du gouvernement de Poltava ; il ne se rappelait pas avec quoi il s'était nourri en route. Arrivé à son village natal, il revint à lui. Que faire? Revenir était dangereux, il aurait eu à subir un châtiment. Se montrer au village ne l'effrayait pas moins. Il erra pendant deux ou trois jours, jusqu'à ce qu'il fût arrêté et dénoncé à l'administration.

Des cas très intéressants d'automatisme épileptique ont été décrits par Aveta [1], Semelaigne [2], Cabade [3], Raymond [4] et autres.

ÉPILEPSIE PSYCHIQUE (*Epilepsia psychica*). — Nous distinguons deux espèces d'épilepsie psychique : à la première se rapportent les cas dans lesquels la fureur

---

1. AVETA. *Bolletino del manicomio Fleurent*, 1892.
2. SEMELAIGNE. *Annales médico-psycholog.*, 1894.
3. CABADE. *Archives clin. de Bordeaux*, 1195.
4. RAYMOND. *Gazette des hôpitaux*, 1895.

épileptique s'ajoute aux convulsions ; à la seconde ceux dans lesquels la fureur épileptique se manifeste comme symptôme isolé ; dans les deux cas le tableau de la fureur épileptique est tout pareil.

Les personnes atteintes d'épilepsie psychique souffrent ordinairement d'une hérédité pathologique très lourde et portent, depuis leur naissance, ainsi que les autres membres de leur famille, les tares de la dégénérescence qui se manifeste par des défauts et des troubles physiques et par toute une série d'affections nerveuses. Les accès de fureur épileptique n'apparaissent jamais subitement, mais sont précédés de prodromes semblables à ceux de l'épilepsie convulsive : le plus souvent les prodromes prennent la forme d'altérations de la sensibilité affective et de l'humeur.

On observe, en outre, chez ces malades, l'absence d'appétit, l'insomnie ou de la somnolence, sommeil inquiet, rêves effrayants, cauchemars ; les malades tressaillent et poussent des cris en songe et éprouvent la sensation de tomber dans le vide ; leur humeur est chagrine et déprimée, ils sont capricieux, extrêmement irritables et colères, souffrent de violents accès d'angoisse précordiale, de trouble, de soupçons, d'anxiété, d'attaques de terreur qui n'a aucune

raison d'être, font preuve de méfiance, de distrac-
tion pendant la conversation, de négligence et
d'indifférence dans l'accomplissement de leur devoir,
disent des phrases et commettent des actions absurdes,
dont ils ne gardent aucun souvenir ; ils perdent
facilement la faculté de contrôler leurs actes et se
laissent aller à un état d'exaltation, alléguant comme
excuse qu'ils n'étaient pas en état de se maîtriser, etc.

Tous ces phénomènes, ainsi que beaucoup d'autres, peuvent se manifester dans les combinaisons
les plus variées et à un différent degré d'intensité ;
mais toutes ces manifestations sont à un tel point
faibles et peu importantes comparativement à la
violence et à l'intensité excessive de l'accès de
fureur épileptique qui les suit, qu'on a l'impression
que l'accès a éclaté *subitement,* et ce n'est qu'ensuite,
quand l'accès de fureur a passé, que les parents et
les personnes environnantes commencent à se souvenir que l'accès avait réellement été précédé de
prodromes.

Au moment où l'accès de fureur va éclater, les
malades ressentent subitement une angoisse et une
terreur telles, que leur système nerveux en est
ébranlé jusque dans ses moindres fibres. Ils ont
en même temps une foule d'illusions et d'hallucina-

tions qui les frappent de terreur. Les malades voient des cadavres, des diables, des gendarmes, des cimetières, une mer de sang, la guillotine ; ils entendent des paroles menaçantes, le son des cloches, un bruit sourd, des cris ; ils sentent une odeur violente, ont l'impression que du feu et de la résine fondue leur brûlent la peau. Toutes ces sensations augmentent encore l'état de terreur et d'angoisse dans lequel ils se trouvent. Les images mentales les plus décousues et les plus absurdes passent en masse par leur esprit. L'association de ces images mentales, la formation de conceptions et le raisonnement ne sont presque pas possibles, vu l'existence de tant d'hallucinations et la succession aussi rapide des images mentales.

Les épileptiques parlent sans discontinuer, ils crient, chantent et se disputent. Leurs actions sont désordonnées, comme leurs discours sont décousus. Ils ont une tendance excessive à des actes violents et à la destruction de tout ce qui les entoure. Ils essaient de mordre, de déchirer, de battre, de tout casser et donnent même des coups avec la tête contre le mur. Cet état de fureur atteint parfois une telle violence, qu'il frappe de terreur tous ceux qui le voient, même les personnes les plus expérimentées. De même que les malades qui passent par l'accès sont saisis d'une terreur sans nom, paralysant leurs centres d'inhibition, ainsi ceux qui les entourent sont frappés de terreur panique à la vue de cette fureur. Tous les aliénistes s'entendent à dire que les crimes des épileptiques furieux frappent et glacent de terreur par leur atrocité. Les témoins de ces crimes sont pétrifiés et saisis d'horreur en voyant la brutalité et la férocité du criminel épileptique. En commettant un homicide, les épileptiques ne se bornent pas à un coup, même si leur but était atteint. Au contraire, ils trouvent de la jouissance dans leur férocité et continuent à tourmenter et à immoler leur victime, déjà morte. Ces crimes sont d'autant plus terribles qu'ils se commettent sans motif ou pour un motif si futile, que l'absurdité et le manque de sens du crime sautent aux yeux à première vue et prouvent l'état morbide des facultés intellectuelles du criminel. Pour la plupart, les épileptiques ne choisissent même pas la victime de leur crime, et le commettent sans faire la moindre attention au lieu, au temps, à l'arme qui leur tombe sous la main et à la personne qu'un malheureux hasard met sur leur chemin au moment fatal. Sous l'influence d'une affection profonde de leur sensibilité affective et d'une masse d'hallucinations, les épileptiques perdent toute compréhension de la réalité et vivent dans une espèce de chaos. Maudsley, Falret et Trousseau disent, presque mot pour mot, la même chose, concernant les crimes de pareils individus. « Quand nous entendons parler d'un crime atroce et terrible, manquant de motif et commis d'une manière absurde, nous avons la pleine conviction qu'il a été commis par un épileptique. » Cependant, malgré ces manifestations désordonnées de la fureur épileptique, il y a des cas malheureux, où les épileptiques commettent pendant les accès des actions qui ont l'air d'être intentionnées et préméditées. Une prudence extrême doit être observée dans ces cas, par l'expertise médico-légale. Il y a des cas où les impulsions à l'homicide sont remplacées par les impulsions au viol, comme c'était le cas dans le fait cité par Hospital[1] et en partie dans un de mes cas.

Un grand nombre d'épileptiques ont la tendance à faire des voyages pendant les accès d'épilepsie psychique. Parfois, le voyage d'un pareil individu ressemble à une fuite sauvage et destructive, tandis que d'autres fois il n'est que bizarre.

L'accès d'épilepsie psychique ne dure jamais long-

---

1. Hospital. *Annales médico-psycholog.*, 1891, 1.

temps : depuis quelques heures jusqu'à quelques jours. Plus l'accès est court, plus il se manifeste d'une manière violente et intense, — les accès de forme procursive sont beaucoup moins violents et se manifestent d'une manière rémittente, tantôt en s'aggravant, tantôt en s'atténuant et en s'éteignant.

Tous les cliniciens qui ont observé des cas d'épilepsie psychique s'accordent à dire que ces accès se terminent aussi subitement qu'ils ont éclaté.

Dans tous les cas d'épilepsie psychique, la fureur est suivie d'une période d'épuisement, de fatigue physique et psychique. Le patient est dans un état de somnolence ou de demi-somnolence ; parfois l'accès de fureur est suivi d'un véritable sommeil et souvent, après avoir commis le crime le plus atroce et le plus brutal, le malade s'endort à côté de sa victime, endormie pour toujours.

Cette période de dépression, qui suit l'accès d'épilepsie psychique, dure un espace de temps différent : chez les uns elle passe très vite, chez les autres elle dure plus longtemps. Souvent l'intensité et la durée de l'état de dépression est proportionnelle à l'intensité de l'accès. Ce qui offre un intérêt particulier, c'est l'indifférence et l'insensibilité morales que nous rencontrons chez les épileptiques psychiques après l'accès. Après avoir tué de la manière la plus brutale père, mère, femme ou enfants innocents, ils montrent tout de suite après l'accès une complète indifférence envers les victimes de leur crime. Pour les personnes qui n'ont pas vu de près un état morbide semblable, l'indifférence morale du criminel épileptique paraît suspecte et sert de preuve de sa culpabilité, tandis qu'elle n'est en réalité qu'une manifestation de l'épuisement général de l'activité nerveuse centrale. Il arrive que pendant la période suivant l'accès, la conscience des malades s'altère d'une manière toute particulière ; cet état se nomme mutisme (F. Eischer) et consiste en ce que les malades perdent la faculté de s'orienter par rapport au *temps* à la *localité* et aux *mots* ; ils prennent le matin pour le soir et le soir pour le matin, un endroit ou un logement pour un autre, et emploie un mot pour un autre. « Tout ce qu'ils font pendant ce temps leur paraît un rêve. »

Presque après chaque accès de fureur épileptique, les malades perdent le souvenir de ce qui s'est passé ; cet état porte le nom d'*amnésie* ; ce n'est que dans les cas les plus rares que les malades gardent un souvenir confus de ce qui s'est passé pendant l'accès. Il y a des cas où les épileptiques, ayant commis un crime dans un accès de fureur, se le rappellent pendant un certain temps et peuvent en raconter tous les détails, mais ensuite ils l'oublient complètement ; cet état a été nommé par Ottolenghi[1] *amnésie tardive*.

Le tableau de l'épilepsie psychique, qui vient d'être décrit, ne se répète certainement pas toujours identiquement et il existe beaucoup d'autres variétés de formes d'épilepsie ; celle d'entre elles qui mérite le plus d'attention, c'est le *caractère épileptique*.

Les individus qui en souffrent sont depuis leur enfance irritables, hargneux, opiniâtrés, colères, enclins à toute espèce d'agitations et d'emportements, provoqués par la cause la plus futile. Ces traits sont à un tel point accentués, inexplicables et tenaces, qu'involontairement on en cherche la raison dans l'état de l'organisme de la personne donnée. C'est d'autant plus juste, que le plus souvent tous les efforts pour corriger un pareil caractère échouent. Il arrive qu'en s'emportant, les épileptiques perdent complètement la tête et la conscience de leurs actes. L'expérience prouve que de pareils individus sont

---

1. Ottolenghi. *Rivista sperimentale di freniatria*, t. XVI et XVII.

enclins à des troubles de l'esprit et à des manifestations de l'épilepsie très violentes. Il faut avouer que, enfants de psychopathes, de névropathes, d'ivrognes, de criminels, ces personnes essuient depuis leur enfance toute espèce d'infortunes et sont élevées dans un milieu de misère, de dépravation ou de cruauté, ou bien elles sont excessivement gâtées et habituées qu'on cède à tous leurs caprices maladifs. Depuis leur enfance elles sont dissimulées, manquent de franchise, de confiance et, à un certain degré, d'esprit ; elles sont très présomptueuses et très effrontées, parfois elles ont en même temps comme des lueurs de bonté et de charité de cœur. Après y avoir cédé, elles deviennent d'autant plus grossières et plus brusques, comme si elles avaient honte de leur faiblesse. Il est rare que ces personnes reçoivent une éducation régulière.

Ayant des capacités tout à fait suffisantes, ces malades sont paresseux et négligents en ce qui concerne leurs études ; ils ne peuvent concentrer leur attention et s'arrêter sérieusement sur rien du tout. C'est le motif qui les fait transférer d'un établissement à un autre. La même chose se répète avec les métiers. Après de longues épreuves, ils commencent leur vie indépendante sans connaissances suffisantes, sans patience et sans goût pour le travail, tout en ayant de très grandes exigences.

Dès le début, ils échouent dans tout ce qu'ils entreprennent et deviennent aigris, envieux, impatients et dissimulés ; ils se mettent à boire, à mentir ; la vie et l'humanité ne leur inspirent qu'un froid dédain, ils ont des emportements subits et fréquents, qui peuvent devenir dangereux même pour les personnes qui n'y prennent aucune part. Voici comment des aliénistes qui les ont observés avec le plus grand soin s'expriment : Falret trouve qu'ils sont « difficiles à vivre » ; Legrand du Saulle les nomme « épileptiques égoïstes et au cœur sec. » Ces individus n'ont jamais un esprit éminent, ils l'ont médiocre au contraire, et même au-dessous de la médiocrité. Ils n'ont ni force de caractère, ni constance et sont légers et superficiels. Ils sont extrêmement bourrus, dissimulés et soupçonneux. Les impulsions d'un bon sentiment leur manquent complètement ; ils sont égoïstes au plus haut degré, irritables : leur horizon intellectuel est très étroit, leurs convictions religieuses confuses, leur sentiment sexuel surexcité. S'ils commettent un crime, il est très difficile d'obtenir qu'ils vous en disent la vérité. Il faut beaucoup de patience et d'effort pour parvenir à ce qu'ils vous fassent un récit véridique de leur vie.

Ces individus sont dangereux pour la société, car leurs fugues, leurs actes insolites et leurs crimes sont toujours inattendus et peuvent être atroces. En observant et en comparant l'organisation physique et psychique des épileptiques moralement dépravés et des criminels, Lombroso a trouvé une grande analogie entre les uns et les autres, sous tous les rapports.

Les individus à caractère épileptique se distinguent par une humeur triste et taciturne, une tendance à l'emportement, à l'irritabilité et à la colère. Parfois ils se rendent eux-mêmes compte qu'ils se trouvent sur la limite de la raison et de la déraison. Ils ressentent souvent de la haine envers les personnes qui leur sont proches et chères ; les causes les plus futiles peuvent leur faire beaucoup de peine ; ils souffrent d'une tristesse et d'une angoisse extrêmes et inexplicables, s'imaginent que tous ceux qui les entourent les soupçonnent et sont injustes envers eux, ou bien ils se croient eux-mêmes fautifs envers ceux qui les entourent. Ils sont soupçonneux, vindicatifs, rusés et dissimulés, enclins à calomnier et à dénoncer ce qu'ils font avec l'air le plus candide ; ils ont des dispositions innées à l'espionnage. Peu à peu leur mémoire faiblit, leur imagination s'éteint et leurs sentiments se dessèchent. Parfois ils se sentent attirés vers l'ascétisme tout en tâchant de tirer profit de leur piété et de leur bigoterie. Tout en paraissant avoir la douceur de l'agneau, l'innocence d'un ange, l'expression du visage d'un martyr, ils se distinguent par une grossièreté et une effronterie extrêmes. Charcot dit que ces individus-là portent un livre de prière en poche, le nom de Dieu en bouche, la bassesse et l'infamie dans leur âme. Ils sont souvent flatteurs et obséquieux et en même temps arrogants, se croient supérieurs à tout le monde et aiment à se vanter de leurs capacités.

Ils frappent par leurs changements brusques et inattendus. Vous les voyez vivre d'une manière retirée, tranquille et sans bruit; leur entourage s'habitue à eux et voilà qu'ils font un scandale tout à fait imprévu et inattendu.

Ces malades sont particulièrement dangereux par leur tendance exclusive à l'homicide, à des meurtres tout à fait imprévus et absurdes, qui manquent complètement de motif, ou bien dont les motifs sont parfaitement absurdes et futiles. Ce qui est remarquable, c'est que souvent ils commettent leur crime d'après un plan systématique et prémédité. L'idée leur en vient seulement ; mais, une fois née, elle s'empare de tout leur être. Elle devient le centre de leur vie intellectuelle, leur passion. Ils choisissent soigneusement leur plan d'action, en méditent les moindres détails, prévoient tous les hasards possibles et le mettent finalement en exécution avec la plus grande précision et un sang-froid parfait. La personnalité de leur victime leur est indifférente. Ils aspirent à voir du sang, à commettre un crime. Ils se sentent irrésistiblement poussés à le faire et ne peuvent s'en abstenir. C'est une nécessité de leur vie, une impulsion morbide et les impulsions morbides sont bien plus violentes que les impulsions normales, Ce qui est le plus remarquable, c'est que souvent ils se rendent compte combien leur action est criminelle et cependant ils ne peuvent y renoncer. Parfois, ils ont les mêmes impulsions irrésistibles à l'incendie, au suicide, aux rapports sexuels, etc. Si quelque chose les empêche de satisfaire leur passion, ils en sont ensuite eux-mêmes contents, jusqu'au moment où une nouvelle idée absurde et terrible leur vient en tête.

D'après les traits généraux de leur vie, les individus à *caractère épileptique* ressemblent à la catégorie des épileptiques qui, sous l'influence d'accès fréquents et violents, passent peu à peu d'un état intellectuel normal à la démence. La différence consiste en ce que les personnes à caractère épileptique ne présentent pas d'accès épileptiques visibles, quoiqu'on ne puisse nier des accès épileptiques nocturnes (Falret, Legrand du Saulle et autres) que les malades ne se rappellent pas et qui échappent à l'attention des personnes qui les entourent. C'est d'autant plus possible que beaucoup de ces malades tombent du lit la nuit, se font sérieusement mal et, en se réveillant, ne se rappellent ni qu'ils sont tombés, ni qu'ils se sont fait mal.

Del Greco [1] attire notre attention sur le tempérament des épileptiques, nommant tempérament la réaction de tout l'organisme aux excitations extérieures. Il a trouvé que leur taille, les rapports de leur taille à l'ouverture des mains, les dimensions du crâne, etc., ont beaucoup de tendance à s'écarter de la normale dans telle ou autre direction. Nous rencontrons très souvent chez les épileptiques : une assymétrie du crâne, du visage, des deux côtés du corps, etc., une sensibilité affaiblie de tous les

1. DEL GRECO. Il temperamente epilettico. *Il manicomio moderno*, 1893.

organes, surtout du côté atteint par les convulsions ; après l'accès, une énergie plus faible de tous les réflexes, même de ceux qui sont en général plus énergiques chez eux, une disposition aux convulsions, une grande excitabilité, une tendance à des crises de colère et à des actes violents. Les convulsions musculaires sont généralement accompagnées de perte de connaissance, d'actes automatiques et impulsifs, d'agitation et parfois d'un obscurcissement de la conscience. L'agitation peut se montrer indépendamment d'autres symptômes et survient toujours subitement. Les accès épileptiques font empirer l'état neurasthénique, la dépression de la conscience et sont suivis d'un sentiment d'oppression qui pèse sur tout l'organisme.

L'énergie nerveuse se développe d'une manière inégale, ce qui fait que la réaction des centres nerveux ne correspond pas aux stimulations. Les idées des épileptiques se forment d'une manière irrégulière. L'état déprimé de la sensibilité affective, l'altération de la circulation du sang et de la respiration, ainsi que l'excitabilité psychomotrice, contribuent d'un côté au développement des idées de soupçons, de crainte et de piété, d'un autre côté à celui des actions et des tendances agressives. Grâce aux troubles passagers de la conscience, toutes ces idées se mettent parfois immédiatement en exécution. A mesure que la conscience revient, les idées de crainte et les actes impulsifs disparaissent tandis que le penchant aux soupçons et à une piété exagérée reste, ce qui fait que les actions calmes et pleines de bonnes intentions du malade s'alternent avec des emportements de colère et des actes exprimant une vanité maladive, quand il ne s'observe pas et se laisse ouvertement aller à ses mauvais instincts. Accompagnés de vertiges épileptiques, ces traits de caractère dangereux ont la tendance à devenir stables ; chez de pareils malades nous rencontrons des arrêts plus fréquents et plus graves du développement des idées et des actions. Leurs capacités intellectuelles bornées et l'état déprimé de leur sensibilité affective les empêchent d'exprimer leur sympathie aux personnes qui les entourent : cette raison, ainsi que l'irascibilité et les fréquentes tendances agressives, donnent à leur caractère un certain cachet d'égoïsme, ce qui a donné lieu d'y chercher une prédisposition aux crimes. Au point de vue diagnostique, chaque phénomène nerveux ou psychique qui frappe par son caractère imprévu et ne correspond pas avec la conduite générale de l'individu, est un symptôme d'épilepsie rudimentaire et peut être rencontré à l'état de symptôme isolé dans les états morbides les plus différents. Ce n'est qu'en voyant chez le malade, excepté ces traits, la plupart des symptômes cités plus haut, que nous pouvons avec sûreté poser la diagnose d'épilepsie constitutionnelle et prévoir, d'après les symptômes existants, ceux qui ne se manifestent pas, mais qui sont propres à l'épilepsie.

Si l'épilepsie se développe pendant l'enfance, elle arrête le développement intellectuel de l'enfant et fait naître une des formes de l'*idiotie,* ou l'*imbécillité,* selon l'âge et le degré de développement de l'enfant. Plus que cela, avec le temps et à mesure que les accès se répètent, non seulement la vie intellectuelle de l'enfant malade s'arrête dans son développement, mais encore elle tombe au-dessous du niveau qu'elle avait atteint et les enfants deviennent des idiots, même s'ils n'étaient tels au début de la maladie.

Si l'épilepsie se montre après dix-huit ou vingt ans et si les accès sont fréquents, nous voyons se développer peu à peu tous les symptômes de la démence épileptique. Certainement que son développement ne se fait pas du coup, mais graduellement et peu à peu.

Les épileptiques peuvent atteindre la démence de deux manières différentes. Chez les uns, c'est avant tout la mémoire qui commence à s'affaiblir peu à peu. Au commencement, tant qu'il ne s'agit que des circonstances futiles de tous les jours, on le remarque à peine ; mais avec le temps ce manque de mémoire s'accentue de plus en plus. Graduellement le malade oublie des circonstances de sa vie qui devraient lui être mémorables. Au commencement, les épileptiques s'en rendent compte, s'en inquiètent excessivement et tâchent, quoique vainement, de le cacher aux personnes étrangères. Mais le mal augmente de plus en plus. Les malades ne le remarquent plus. Ils confondent et ils embrouillent les circonstances les plus simples de la vie de tous les jours et font preuve parfois d'absence complète de sens commun.

En même temps, le côté moral de leur vie commence à baisser. Sous le poids des coups terribles de la maladie, ils commencent à perdre le sens moral. Ils deviennent égoïstes, n'ont plus d'amour-propre, deviennent de plus en plus indifférents à leurs propres intérêts et à ceux de leur famille, perdent toute initiative ainsi que le sentiment de leur dignité. Leur humeur varie et l'état de dépression et d'humiliation est suivi par des périodes d'irritabilité et d'effronterie. L'expression même de leur visage devient repoussante et méchante. Parfois ils ont l'air ennuyé, sont capricieux et abattus, comme si un sentiment d'angoisse et de honte les déprimait : d'autres fois, au contraire, ils ont des manières trop dégagées et sont même grossiers et arrogants. Peu à peu ces individus perdent la faculté de raisonner et ne sont plus capables d'un travail intellectuel. Leur intelligence ne suffit plus qu'à remplir automatiquement les ordres d'autrui. Des lacunes de plus en plus grandes s'observent dans le domaine de leur intelligence. Ils ne savent plus fixer leur attention. Leur jugement et leurs raisonnements manquent de plus en plus de sens commun et de logique. L'individualité morale du malade change complètement. Tel qui était bon travailleur et soutenait sa famille, devient un paresseux et un fainéant ; non seulement il ne travaille plus pour sa famille, mais encore il a lui-même les plus grandes prétentions et les plus grandes exigences. Ces individus sont cruels, menteurs, effrontés, serviles et se livrent souvent à l'ivrognerie et à la débauche. Beaucoup d'entre eux sont insolents, aiment les chicanes, les réclamations absurdes et dénuées de sens, font de fausses dénonciations, se croient offensés à chaque pas et

sont pris subitement de l'envie de battre. Il arrive
aussi qu'ils deviennent moroses, méfiants, soupçonneux, qu'ils souffrent d'obsessions et du délire de
persécution. Leur irritabilité se transforme souvent
en colère et en fureur; leur grossièreté et leur cruauté
se manifestent par une quantité d'actions criminelles
et de faits insolites. Ne pouvant apprécier leur propre
état à sa juste valeur, ils comptent pour un bienfait
et une grâce de leur part de condescendre à vivre
et à se nourrir aux dépens des autres, et ils sont
sûrs de toujours avoir raison. Cette déchéance graduelle de leurs forces morales et intellectuelles les
amène à la folie morale et les fait sombrer finalement dans la démence.

D'autres épileptiques offrent un tout autre type.
Doux, obligeants, serviables, bons et fidèles, ils sont
toujours prêts à remplir notre volonté, si seulement
c'est dans leur pouvoir. Mais, malheureusement, ils
deviennent bientôt incapables de faire ce dont on
les charge. Ils s'endorment souvent en remplissant
les plus simples commissions. Si vous les réveillez,
ils ont l'air d'être confus, mais se rendorment en
quelques minutes; souvent ils oublient complètement ce dont vous les avez chargés. Ces malheureux
sont incapables d'une vie indépendante et sont un

lourd fardeau pour leur famille, grâce à la fréquence de leurs terribles accès et à l'affaiblissement de leur activité intellectuelle. Se rendant compte de la charge qu'ils sont pour leur famille, ils deviennent très pieux, très dévots et sont prêts à tout supporter ; cependant, leurs prières présentent souvent un caractère machinal et inconscient. Ordinairement ces malheureux se logent dans des hôpitaux et des asiles. Malgré la bonté et la pureté de leur caractère, il peut arriver que, sous l'influence d'illusions et d'hallucinations, ils commettent des actions très singulières et même immorales. Ainsi ils se plaignent injustement d'avoir été insultés, battus ou volés ; ces plaintes frappent de prime abord par leur absurdité et leur manque de sens. Ils baissent, de cette manière, peu à peu jusqu'à une démence absolue, et il ne reste de leur individualité qu'un triste souvenir.

Le développement de la démence à la suite de l'épilepsie est provoqué non par l'intensité des accès, mais par leur fréquence et leur grand nombre, de même que par l'intensité de l'état de dépression qui suit l'accès épileptique. L'épilepsie partielle est suivie plutôt d'une altération du caractère et des sentiments moraux, que de celle des capacités in-tellectuelles.

Au point de vue médico-légal, tous les cas d'épilepsie peuvent être classés en trois catégories : 1° les cas d'épilepsie dans lesquels les capacités intellectuelles du malade restent, dans les intervalles entre les accès, intactes et inaltérées ; 2° les cas d'épilepsie où les accès sont accompagnés de fureur passagère, c'est-à-dire de trouble passager des capacités intellectuelles, et 3° les cas d'épilepsie où les malades manifestent, dans les intervalles entre les accès, un passage graduel à la démence épileptique.

Conformément à ces trois groupes, on distingue trois degrés de responsabilité. Pour le premier groupe, une responsabilité totale ; pour le second, une responsabilité partielle ; pour le troisième, une entière irresponsabilité.

Legrand du Saulle [1] a parfaitement raison, d'après mon avis, en disant que les spécialistes en médecine légale doivent oublier la formule trop commode que l'épileptique est fou, ou il ne l'est pas. Cette formule n'est pas juste et peut mener à des méprises et des conséquences très tristes. Legrand du Saulle tient compte de l'état des capacités intellectuelles du malade par rapport au crime commis.

---

1. LEGRAND DU SAULLE. Étude médico-légale sur les épileptiques.

« Si l'esprit de l'épileptique était lucide, il est responsable ; si ses facultés intellectuelles étaient atteintes en partie, il doit subir une punition moins sévère, selon le degré de la force de résistance morale qu'il avait pu opposer ; s'il est fou, il est irresponsable. »

Cette opinion de Legrand du Saulle s'approche le plus de la vérité et ne réclame aucun commentaire.

La vie de chaque épileptique consiste en accès épileptiques et en l'espace de temps qui les sépare, ou intervalles lucides. En traitant la question de la responsabilité légale, il faut absolument prendre en considération ces deux états différents.

Commençons par l'épilepsie simple (*Epilepsia simplex*). Cette maladie consiste en ce que des convulsions épileptiques se manifestent de temps en temps dans la vie du malade. Comme le malade perd connaissance pendant l'accès, il est naturel qu'il ne se le rappelle pas.

En étudiant les accès d'épilepsie simple, nous devons arrêter notre attention sur trois moments de la vie de l'épileptique : sur les accès épileptiques mêmes, l'espace de temps qui les sépare et le temps qui précède et qui suit immédiatement l'accès.

En ce qui concerne l'accès même, il ne peut pas être question de responsabilité pour une action commise dans ce moment-là. Le malade perd connaissance, par conséquent toutes les actions qu'il commet dans ce moment sont inconscientes, maladives et il ne peut pas en être rendu responsable. Un homicide causé par la détente d'une arme à feu au moment où le malade tombait, un incendie occasionné par une bougie renversée dans ce moment, la discipline militaire enfreinte par un cri au moment de la chute, tout ceci sont des actes aussi irresponsables que les convulsions épileptiques mêmes.

Par conséquent: nous pouvons affirmer que *chaque action commise au moment de l'accès épileptique étant maladive et inconsciente, le malade ne peut en être rendu responsable.*

Il est naturel que cette formule, très commode et très favorable pour les vrais criminels, provoque de fréquents essais de simulation; mais c'est l'affaire de la médecine légale de veiller à ce que la société et le tribunal ne soient pas trompés, et il existe assez de moyens pour s'en assurer. Je trouve qu'un médecin qui constate que le crime a été commis au moment d'un accès épileptique et qui prouve qu'il n'y a pas eu de simulation, ôte la possibilité à la justice de délibérer sur la responsabilité du malade, l'irresponsabilité étant une suite naturelle et obligatoire de l'affirmation du médecin.

Le cas contraire ne peut avoir lieu que quand la compétence de l'expertise est mise en doute.

La question est plus difficile à résoudre quand il s'agit d'un état *précédant* ou *suivant l'accès épileptique*. Il y a des cas où les accès épileptiques commencent et se terminent subitement ; parfois le malade ne se doute même pas que quelque chose s'est passé en lui. Cela se rencontre surtout pendant l'épilepsie petit-mal. Il est naturel que dans ces cas-là il ne peut être question d'un état *précédant* ou *suivant* l'accès épileptique. Mais il y a d'autres cas où l'accès est précédé de prodromes, de même qu'il est suivi de phénomènes morbides. La période des prodromes peut varier jusqu'à l'infini par rapport à sa durée, son intensité et son caractère. La durée peut être depuis quelques secondes jusqu'à plusieurs heures, plusieurs jours et même jusqu'à deux ou trois semaines. L'*intensité* des phénomènes morbides varie de même, depuis un état à peine perceptible et ne s'écartant presque pas de la normale jusqu'à des symptômes incontestablement morbides et propres à des psychoses.

Si l'on prend en considération que, dans l'espace de temps qui suit et qui précède l'accès, on remarque chez le malade une altération de la sensibilité affective des organes sensoriels et de l'activité intellectuelle, il est naturel de s'attendre à ce que ses actes, étant le résultat définitif de l'activité de sa sensibilité affective et de son intelligence, portent de même un caractère morbide. Les actes de ces individus seront bizarres et maladifs. Il est naturel d'en tirer la conclusion que pendant les périodes précédant et suivant l'accès épileptique, les malades ne peuvent être rendus responsables de leurs actes, et les crimes commis par les épileptiques pendant ces périodes doivent être envisagés comme ceux d'un homme mentalement malade ou aliéné, par conséquent ne pouvant être soumis à une pénalité. Il y a plusieurs siècles, Zacchias a dit que trois jours avant et trois jours après l'accès, l'épileptique doit être envisagé comme irresponsable de ses faits et gestes.

C'est ainsi que la question nous apparaît, surtout à première vue.

Cependant, est-ce juste pour tous les cas? Non, et il est loin d'en être ainsi.

Nous porterons notre attention avant tout sur les cas où l'état précédant et suivant l'accès épileptique s'écarte si peu de la normale, qu'il est à peine, ou même pas du tout, à remarquer, comme c'est presque toujours le cas dans l'épilepsie petit-mal et parfois dans l'épilepsie grand-mal. Il est donc naturel que, dans des cas semblables, il ne peut être question d'irresponsabilité pendant trois jours avant et après l'accès.

Ensuite, il ne peut exister de doute que la période des prodromes ne commence pas spontanément, mais peu à peu, et augmente à mesure que l'accès approche; l'état qui suit l'accès épileptique ne se termine pas non plus du coup, mais en diminuant peu à peu, jusqu'à ce que le malade recouvre sa pleine conscience. Ces deux états se ressemblent donc par conséquent, mais en sens inverse. Il est naturel de s'attendre que, dans les deux cas, il y a une ligne de démarcation qui sépare un état de pleine conscience d'un état maladivement altéré, à demi conscient et complètement inconscient. Il s'ensuit que le malade n'est pas également responsable et ne jouit pas entièrement de tous ses droits à ces différents moments. Et c'est ainsi, en réalité. Au moment de l'absence de connaissance, il ne peut être question de responsabilité. On ne peut non plus l'admettre dans la plupart des cas au moment d'un état maladif précédant et suivant l'accès. Cependant, il y a beaucoup de cas où l'on ne peut pas non plus nier la possibilité de la responsabilité.

On peut me faire le reproche de me contredire. Une fois que je constate, que pendant les périodes qui précèdent et qui suivent les accès épileptiques, nous voyons une altération de la sensibilité affective, de l'activité des organes sensoriels et de l'intelligence, je m'engage par là même à admettre que les actions commises pendant ces périodes-là et représentant un résultat inévitable d'une sensibilité affective et de pensées morbides, un réflexe compliqué, seront de même morbides et par conséquent ne peuvent être suivies de responsabilité. C'est juste, mais cependant pas tout à fait. J'ai dit, premièrement : que pas tous les symptômes morbides des périodes précédant et suivant l'accès épileptique que j'ai indiqués, se montrent absolument en même temps, Au contraire, presque toujours nous n'en voyons qu'une partie. Secondement, l'intensité de ces phénomènes est loin d'être toujours la même ; une fois ils se manifestent avec beaucoup de violence, une autre fois très faiblement. Enfin, il faut aussi faire attention dans quel moment de telle ou telle autre période le crime a été commis. Plus ce moment se rapproche de l'accès, plus il y a de probabilité que l'acte a été inconscient.

Il y a des cas où la période précédant l'accès épileptique se manifeste uniquement par de l'irritabilité et un esprit de chicane. Peut-on acquitter un meurtrier sans autre cause atténuante que de l'irritabilité? Il y a des cas où c'est possible, d'autres où ce n'est pas possible ; il faut absolument préciser dans chaque cas donné le degré d'intensité que l'irritabilité pouvait atteindre et constater si cette dernière pouvait paralyser complètement l'activité normale de l'esprit. C'est le devoir et la charge de l'expertise médico-légale. Dans chaque cas semblable, l'expert doit prouver et expliquer au tribunal que, dans tel ou tel acte, c'est la raison qui a pris le dessus sur la passion morbide, ou le contraire, — ou bien que dans tel ou tel autre cas une certaine action a été le résultat d'une idée saine ou morbide. On peut donc dire, par rapport aux crimes commis pendant l'état précédant et suivant l'accès épileptique, que le malade peut en être rendu responsable ou non, que la responsabilité doit en être relative et doit dépendre de l'opinion des experts, ou plutôt de l'expertise, selon qu'elle paraîtra plausible et persuasive.

Il est impossible d'admettre une irresponsabilité

totale. L'épileptique est un être humain qui, quoique malade, a toutes les qualités et tous les défauts humains. La passion et le raisonnement lui sont propres comme à chacun. Il est plus capable d'exaltation qu'un homme bien portant. Il est donc naturel de craindre que l'épileptique ne tire profit de son malheur à l'insu de son prochain et n'en fasse son métier.

Tout en admettant dans beaucoup de cas une irresponsabilité totale, j'admets en même temps la nécessité de la responsabilité, mais d'une responsabilité « relative », prouvée par l'expertise.

En admettant une responsabilité relative pour les épileptiques dans les périodes précédant et suivant l'accès, nous ne pouvons pas approuver une thèse aussi générale que celle de Zacchias. Il y a des cas où l'épileptique ne ressent ni avant ni après l'accès aucune altération d'humeur, aucun changement dans l'activité des organes sensoriels, ni de l'intelligence. On ne peut certainement pas admettre qu'un pareil épileptique soit reconnu irresponsable d'un crime qu'il a commis le premier ou le second jour avant ou après l'accès. Il serait tout aussi peu naturel d'admettre la responsabilité d'un épileptique pour crime commis le sixième ou le septième jour avant ou après l'accès, si l'état maladif dure chez lui de dix à quinze jours. La thèse générale de Zacchias nous prouve seulement que depuis longtemps on envisageait l'épilepsie et l'espace de temps qui précède et qui suit l'accès comme un état mental à tel point pénible, que souvent l'on ne peut accuser un homme pour les actes qu'il commet pendant cette période. L'activité mentale dans toutes ses régions s'altère à un tel point sous l'influence d'accès épileptiques, que l'état déprimé qu'elle provoque ne s'efface pas au moins pendant trois jours.

Tout en admettant entièrement cette altération profonde, nous ne devons pas oublier que cette altération est loin d'être également intense et également prolongée chez tous les malades. Nous ne devons non plus oublier que l'épileptique est un être humain et qu'il peut abuser de son état à son profit. Voilà pourquoi je suis d'avis que la responsabilité légale d'un épileptique, avant et après l'accès, doit être relative. Si l'épileptique commet un crime dans un état maladif, dûment constaté par les médecins, le tribunal n'aura certainement pas le droit de le rendre responsable d'une action maladive. Si, au contraire, après avoir scrupuleusement examiné toutes les circonstances, les médecins constateront que l'épileptique a commis un crime avec préméditation, en jouissant de sa pleine conscience, sans influence de sensations et d'idées maladives, mais cependant étant plus ou moins déséquilibré par l'épilepsie, le crime ne peut rester impuni, quoique la punition doive être atténuée en raison de l'état maladif de l'épileptique.

Il nous reste à examiner l'espace de temps séparant les accès, les *intervalles lucides*. L'espace de temps séparant les accès épileptiques peut être de durée très inégale, depuis quelques minutes et quelques heures jusqu'à des semaines, des mois, des années et des dizaines d'années. Si les accès épileptiques sont faibles et rares, ils n'ont presque pas d'influence sur la vie morale et intellectuelle du malade. Nous rencontrons souvent parmi les épileptiques, non seulement des gens de sens commun, mais même des esprits éminents, hors ligne, comme Mahomet, César, Napoléon I$^{er}$, etc. Il s'ensuit donc que, chez beaucoup d'épileptiques, les facultés de l'esprit et de l'âme dans les intervalles lucides, restent intactes et gardent toute la vigueur d'une activité normale jusqu'à la fin de la vie du malade. Il en résulte que dans tous les cas semblables, et où l'on pourra prouver que le crime a été commis, non pendant l'accès épileptique même, ou à la période de temps précédant ou suivant l'accès, mais pendant l'intervalle lucide, le coupable devra être au même degré responsable de son acte qu'une personne bien portante. Je répète que cette responsabilité totale ne peut être admise que dans le cas où l'expertise prouvera que le crime n'a été commis ni pendant l'accès, ni pendant la période précédant ou suivant l'accès. Il faut dans tous les cas être extrêmement prudent dans le jugement de pareils crimes et en examiner attentivement les moindres circonstances.

Mais il y a aussi des cas d'un autre genre. Si les accès épileptiques sont très fréquents et très violents, ils abaissent la vie morale et intellectuelle du malade, même pendant les intervalles lucides, jusqu'au dernier degré, jusqu'à l'état de démence (*Blödsinn*). Il ne peut naturellement pas être question de responsabilité de la part d'un pareil individu, non seulement pendant la période de l'accès, mais de même pendant l'intervalle lucide, car c'est un dément, ses actes sont ceux d'un dément et il n'en est aucunement responsable.

Nous voyons donc que les intervalles lucides dans l'épilepsie représentent deux états différents des facultés morales et intellectuelles : chez quelques malades, elles restent intactes et exigent une responsabilité totale en cas de crime ; chez d'autres, elles sont profondément affectées, jusqu'à un état de démence (*dementia epileptica, Blödsinn*) ; ces malades-là ne peuvent pas être rendus responsables des crimes qu'ils ont commis dans cet état.

En parlant de la démence provoquée par des accès fréquents et violents de convulsions épileptiques ou de vertiges épileptiques, il faut ajouter qu'elle n'apparaît pas subitement, mais peu à peu, durant plusieurs années et même durant des dizaines d'années. Nous devons donc porter notre attention sur *la période de temps pendant laquelle les facultés intellectuelles de l'épileptique passent d'un état parfaitement sain à celui de la démence.*

Il est naturel que dans les premiers temps après l'apparition des phénomènes épileptiques les facultés intellectuelles du malade, dans les intervalles lucides entre les accès, ne soient pas du tout altérées, ou bien si peu, qu'on le remarque à peine. Mais ensuite, avec le temps, les accès devenant plus violents et plus fréquents, l'activité intellectuelle de l'épileptique tombe de plus en plus et atteint enfin un état de démence absolue.

Il est compréhensible que la responsabilité d'un

pareil individu ne peut pas être la même aux différentes périodes de l'abaissement de son activité intellectuelle. La responsabilité d'un pareil malade est en proportion inverse du cours de sa maladie. Plus la maladie a été violente. et plus elle a influé sur son activité intellectuelle, plus sa responsabilité doit diminuer, pour s'effacer enfin complètement. Cette période de la vie d'un épileptique a beaucoup d'importance sous le rapport médico-légal.

La question de la responsabilité peut justement surgir au commencement de l'affaiblissement de l'activité intellectuelle, quand nous voyons à côté de quelques actions absurdes, un nombre bien plus considérable d'actions parfaitement sensées et raisonnables. Admettre une irresponsabilité totale pendant cette période serait donner ,carte blanche aux épileptiques pour toute sorte de crimes. Ni la société, ni la justice ne pourraient y consentir. D'un autre côté, en jugeant un crime, il faut examiner scrupuleusement s'il n'a pas été la suite d'un état affectif pathologique, propre à la névrose épileptique. Ensuite, si même il était prouvé que le crime a été commis en dehors de l'état pathologique de l'idéation du sentiment et de la sensibilité affective, il ne faudrait cependant pas oublier que le coupable est épileptique et que chaque crime se commet plus facilement par un sujet épileptique que par un homme parfaitement sain.

Pour cette raison, quand il y a à décider de la responsabilité d'un épileptique au moment où il passe de l'état normal à la démence, une expertise médicale très sévère est indispensable, et même, si elle arrive à une conclusion négative, la *responsabilité* de l'épileptique à cette période ne peut être absolue et doit être considérablement atténuée.

Dans les cas où l'expertise prouverait incontestablement que le crime a été commis dans un état affectif pathologique ou sous l'influence de la faiblesse d'esprit, le coupable doit être reconnu *irresponsable* de son crime.

Le *caractère épileptique* a une importance très grande au point de vue médico-légal.

Cet état a le plus d'affinité avec les intervalles entre les accès épileptiques, dans les cas où les facultés de l'esprit et de l'âme de l'épileptique sont enclines à passer à la démence. Par conséquent, le caractère épileptique peut exiger l'application d'une responsabilité partielle ou d'une irresponsabilité absolue. L'une et l'autre exigent une expertise précise et suffisante.

Je considère tous les crimes commis dans un état d'*épilepsie psychique* irresponsables.

J'y insiste d'autant plus, que dans beaucoup de cas d'épilepsie psychique nous voyons les accès convulsifs ; dans d'autres cas nous ne pouvons que présumer des accès de convulsions nocturnes.

En résumant ce que j'ai dit sur l'épilepsie, je me trouve en droit de poser les conclusions suivantes :

Aux différents moments de la vie des épileptiques, leur responsabilité pour les crimes commis peut être de trois genres :

Une responsabilité absolue, une responsabilité relative et partielle et une irresponsabilité totale.

Une responsabilité absolue s'applique aux intervalles lucides, dans les cas où les régions intellectuelle et mentale de la vie des épileptiques restent intactes et non altérées. La responsabilité conventionnelle et partielle s'applique aux cas où les jugements sains de l'esprit non affecté des épileptiques ont été influencés par des manifestations morbides de la passion ou des organes sensoriels. Enfin, l'irresponsabilité totale suit tous les cas où les facultés de l'esprit et de l'âme ont été sérieusement atteintes par les accès épileptiques ; j'y rapporte : les accès épileptiques mêmes, en partie les périodes précédant et suivant l'accès, l'état de démence épileptique, ainsi qu'en partie la période de passage de l'esprit sain à la démence, et les accès d'épilepsie psychique. Tous les cas que je viens de mentionner exigent, avant d'être jugés, une expertise médico-légale.

S. Khroulev[1] nous cite le cas suivant, pouvant servir d'exemple très instructif. La paysanne M..., âgée de vingt-deux ans, s'approcha, tenant un petit enfant sur les bras, d'un puits et, s'arrêtant tout à coup comme pétrifiée, laissa tomber l'enfant à l'eau. Quand elle revint à elle, elle ne se rappelait pas ce que son unique enfant était devenu.

Schilling[2] nous cite le cas suivant : une femme épileptique saisit une fois son enfant pendant la période précédant l'accès épileptique et s'enfuit avec lui hors de la maison. Elle courut jusqu'au bord d'un ruisseau et s'y assit. L'accès de convulsions ayant éclaté, elle laissa tomber l'enfant, qui se noya.

On peut trouver beaucoup de cas de crimes commis en état d'épilepsie psychique dans ma monographie[3]. J'en citerai quelques-uns.

Pendant la guerre d'Orient, le cosaque N. F...,

---

1. S. KHROULEV. Caractère des actes criminels, 1893, 89.
2. SCHILLING. *Vierteljahrschrift für gerichtl. Medecin*, 1893, 2.
3. P. KOVALEVSKY. Epilepsie, 1899, 3ᵉ édition.

âgé de trente-cinq ans, se trouvait avec l'armée en Roumanie ; il fut envoyé avec un message à une ville voisine. Chemin faisant, il tua à coup de sabre plusieurs chevaux et blessa beaucoup d'habitants. Il ne garda aucun souvenir ni du crime commis, ni du moment où il l'avait accompli. Placé dans une clinique, il y eut des accès de petit-mal.

P.-K..., âgé de vingt-trois ans, né d'une famille névropathique, souffrait d'accès de grand-mal qui se répétaient tous les jours. Dans les derniers temps, ces accès se remplacèrent par l'angoisse épileptique, ce dont le malade n'avait gardé aucune notion. Avant l'accès, K... pâlissait, son visage exprimait la terreur, ses yeux brillaient, il gémissait, criait, délirait et avait des hallucinations. Une angoisse sans nom s'emparait de lui ; il s'écorchait avec fureur la poitrine à la région du cœur. Il était impossible d'empêcher K... de se faire du mal sans entraver sa liberté. Il fallait lui mettre la camisole, car il tentait de s'arracher les yeux, de s'égratigner la figure et la poitrine, de déchirer ses habits, et ainsi de suite. Pendant un de ces accès, privé de la possibilité de se faire du mal avec les mains, il mordit trois fois de suite sa langue. Les accès une fois passés, il n'en gardait aucun souvenir.

W. Serbsky[1] cite deux cas où le malade avait mis le feu, se trouvant sous l'influence de l'épilepsie psychique.

Cas cité par Khroulev. B..., âgé de vingt ans, épileptique, s'approcha un jour de plusieurs enfants qui paissaient le bétail, et se mit à les menacer de son bâton ; les garçons prirent la fuite ; il rattrapa l'un d'eux, lui donna plusieurs coups de bâton à la tête et, quand le garçon tomba, se jeta sur lui en hurlant d'une voix sauvage et se mit à l'étrangler et à le piétiner ; puis il le laissa et alla dans la forêt où on le trouva endormi. Khroulev cite encore beaucoup d'autres cas, très intéressants, de crimes commis pendant l'épilepsie psychique.

Mosher[2] cite plusieurs faits d'homicide commis pendant l'épilepsie psychique ; le cas cité par Santangelo Spato[3] est aussi très intéressant. Salvator Guzzone commit depuis cinq heures du soir jusqu'à dix heures du soir toute une série de crimes, sous forme d'attentats, pendant un accès de fureur épileptique. Guzzone souffrait depuis sa dixième

---

1. W. SERBSKY. Aliénés mis en observation. *Archives psychiatriques*, 1888.

2. MOSHER. Mental epilepsie. *The journal of mental and nervous diseases*, 1893.

3. SANTANGELO SPOTO. *Il Pisani*, 1893.

année d'épilepsie motrice, psychomotrice et psychique. Revenu un jour à la maison à cinq heures du soir, il mit à la corde l'âne qu'il avait monté. Sa fureur commença depuis ce moment. Il se mit à courir, en criant comme un fou. Sa sœur court après lui. Il se jette sur elle et lui donne un coup à la poitrine avec son poing et ensuite avec un couteau. Puis il donne un coup de couteau à un paysan et le blesse. Sa mère et son autre sœur accourent. Il leur donne aussi des coups et les blesse. En entendant les cris des victimes, on accourt au secours et on les emporte. Par hasard un paysan qui s'était approché avait une pelle en fer à la main. G... la lui arrache des mains et le frappe à la poitrine. Puis il jette une pierre à la tête d'un petit garçon. Une foule se rassemble, il la disperse à coups de pierres ; un homme reste mort à la suite d'une blessure reçue. G... s'enfuit et frappe à la figure la première personne qu'il rencontre. Il force la porte d'un logement étranger, dont il insulte et bat le maître. Puis il court chez le notaire. En chemin, il donne des coups de poing à droite et à gauche et jette des pierres. Il court à la caserne des carabiniers en criant : « Arrêtez-moi ! arrêtez-moi ! dites-moi ce que j'ai fait ; » Il court plus loin, se jette dans un logement étranger et y insulte tous les habitants. Il bat un moine et le veut piller. Le voilà de nouveau courant dans la rue. On veut le saisir, mais il menace de tuer tous ceux qui s'approcheront de lui et s'échappe. Il rencontre un de ses parents, le blesse au cou avec son couteau et blesse la main de son serviteur. Enfin, à dix heures du soir, la police réussit à le saisir, mais non sans que plusieurs personnes soient blessées.

Le paysan S..., âgé de vingt-six ans, fils d'un ivrogne, avait reçu à vingt ans de fortes contusions à la tête, après quoi il se mit à souffrir d'accès d'épilepsie convulsive. Les accès devenaient de plus en plus violents et étaient accompagnés d'accès de fureur. On le liait quand les accès de fureur commençaient. Une fois, il parvint à se défaire de ses liens, incendia sa maison et s'enfuit par les potagers au champ. Bientôt après on l'y trouva endormi et quand il se réveilla, il ne se rappelait rien.

J'ai eu l'occasion d'observer le cas suivant[1] ; P..., âgé de trente-huit ans, était arpenteur. Il contracta un mariage d'amour avec une jeune fille d'une famille assez aisée. Elle avait été élevée à l'institut et s'était mariée contre le gré de ses parents.

_____

1. P. KOVALÉVSKY. *Analyses médico-légales*, t. I, p. 196.

Bientôt la désunion régna entre le jeune couple, provoquée par la différence de leurs caractères et par suite d'embarras pécuniaires ; cependant, ils continuèrent à vivre ensemble ; P... se distinguait par son bon caractère et adorait sa femme qui le traitait avec dédain et ne faisait que lui répéter qu'il n'était qu'un paysan. Quelques années après leur mariage, on entendit un soir des coups sourds dans leur chambre et la voix de P..., qui répétait : « Ah ! je ne suis qu'un paysan à tes yeux ! eh bien, tu ne pourras plus me le dire ! » Les voisins accoururent, forcèrent la porte et voici le tableau qui s'offrit à leurs yeux ; la femme de P... était couchée par terre en chemise et lui, assis sur elle, lui tirait la langue d'une main, tandis que de l'autre il lui donnait des coups au visage avec son compas, en répétant : « Ah ! je suis un paysan ! tiens, tiens ! » Quand on l'arracha du corps de sa femme, elle était morte, la tête fracassée, le visage mutilé. L'autopsie démontra : une fracture du crâne, une hémorragie au cerveau et aux membranes du cerveau, une fracture de la clavicule, une quantité de traces de coups reçus sur le dos, les bras, la poitrine et le ventre et une rupture du foie. Quand P... revint à lui, il ne se rappelait positivement pas ce qui s'était

passé. Un examen très attentif de toutes les circonstances du fait donnèrent lieu d'affirmer que P...
avait commis le crime dans un accès d'épilepsie
psychique. Le tribunal était tout à fait de mon avis,
quand un incident survint, comme je n'en avais
jamais rencontré dans ma pratique, ni dans la littérature. L'accès épileptique pendant lequel P... avait
commis le crime, était le premier dans sa vie ; le
second accès éclata en ma présence pendant la
séance du tribunal, quand on soumettait P... à un
examen médical. Le prévenu était pâle, très épuisé,
ses yeux brillaient et couraient d'un objet à l'autre,
la pupille gauche était dilatée, son visage se con-
tractait souvent, le pouls était très accéléré, de 120
à 140 degrés. Il était très agité, tremblait, chan-
celait et tombait presque. La voix tremblait. Il parla
de son crime dont il se rappelait maintenant,
en termes suivants : « Pourquoi le cacher...
Nous nous aimions... nous ne nous sommes pas
compris... elle ne m'a pas expliqué. Je ne l'ai su
qu'hier. J'étais si gai, si content hier, elle m'ex-
pliqua qu'elle m'aimait. C'est juste... Quand je cou-
pais le melon d'eau, elle se trouva sous ma main...
je lui donnai un coup.... et puis la langue... pourquoi
dire que je suis un paysan ?... ensuite on me lia

avec une corde… » En parlant ainsi, P… jetait des regards autour de lui et semblait regarder quelque chose attentivement. Quand les médecins s'approchèrent de lui, il tressaillit et avait l'air de s'être effrayé. Il ne permit pas qu'on l'examinât.. Il se plaignait d'une douleur violente dans la région du cœur, était extrêmement agité, ne finissait pas les phrases commencées, disait que sa femme venait souvent le voir, qu'elle était vivante et même présente dans ce moment. Elle le voit, mais lui ne peut qu'entendre sa voix. Il montrait une grande méfiance. Il fallait passer souvent d'un objet à l'autre pour ne pas l'irriter à l'extrême. Il fut emmené de la salle de séance. Dix minutes après on entendit des cris sauvages : « A l'assassin! on tue les gens! au secours! sauvez-nous! au secours! C'était P… qui avait un accès de fureur épileptique. Pendant qu'on le menait à l'hôpital, il s'endormit, et après son réveil, il ne se rappelait de nouveau absolument pas ce qui était arrivé, ni le crime qu'il avait commis.

M. Serbsky [1] a décrit un cas très intéressant et très caractéristique d'imbécillité morale et de caractère épileptique. P… est accusé d'avoir incendié la

1. W. SERBSKY. Caractère épileptique. *Archives de psychiatrie*. 1887.

maison paternelle. Le père de P... était ivrogne, sa mère buvait aussi de temps en temps, sa tante souffrait de mélancolie. Il a trente-six ans et il n'y a pas longtemps qu'il est revenu de la maison des aliénés, où il a passé treize ans. Il avait été placé à l'asile pour cause de blasphème, ayant craché sur une image sainte, insulté un prêtre et s'étant montré déshabillé à l'église. Il commença à boire à quatorze ans et but longtemps, mais il commit le crime n'étant pas ivre, « pour jouer un tour », disait-il. A l'asile, il commença par casser les vitres, fracassa la tête à un gardien, cassa un lit en fer. Il fut amené à l'asile sous escorte et enchaîné; là, il fut placé dans le compartiment des fous furieux; cependant, il commença bientôt à se conduire d'une manière irréprochable et fut transféré dans le compartiment des malades tranquilles. Amené à la chancellerie pour être soumis à un examen médical, il se mit à crier et à insulter toutes les personnes présentes, pour la seule raison que c'étaient les autorités. Aux questions qu'on lui adressait à l'asile, il répondait généralement volontiers et en connaissance de cause, mais ensuite il se mettait à crier et à accabler tout le monde d'injures et de menaces; d'autres fois, il répondait à contre-cœur, d'une manière grossière et insolente. Parfois des accès de furie le prenaient, après quoi il se tenait tranquille pour quelque temps. Dans la maison des aliénés on garda de P... le souvenir d'un homme extrêmement violent et dangereux. Néanmoins, ses parents ne le croyaient pas malade et insistèrent pour qu'on lui permît de revenir à la maison. Il fut en effet rendu à ses parents sous leur responsabilité. P... se logea avec son père et ses frères dans une maison qui avait été achetée au nom de leur mère, mais qui avait été reconstruite il y a quinze ans aux frais du malade, ce qui la lui faisait envisager comme lui appartenant. Bientôt la désunion se fit remarquer entre les membres de la famille. On faisait reproche au malade de vivre aux dépens des autres, sans rien faire lui-même, car il n'avait pas réussi à se trouver une situation quelconque. Il est vrai qu'on lui avait proposé la place d'un écrivain, mais il fallait faire 30 verstes à pied pour s'arranger et il avait été trop paresseux pour les faire. Cependant, sa paresse ne l'avait pas empêché d'aller deux fois à pied plus loin, où il resta quelque temps en société de vauriens et de fainéants ; les deux fois la police l'avait renvoyé à domicile comme vagabond, car il n'avait pas de passe-port. Il alla aussi à Tambof pour demander qu'on le reprenne à l'asile des aliénés, mais il n'y fut pas accepté. Il se fâchait souvent pendant les malentendus qu'il avait avec les membres de sa famille et lança une fois une pierre à la tête de son père, qui refusait de lui donner de l'argent. Une autre fois, la femme de son frère étant au moment d'accoucher, on le pria de s'en aller de la maison ; il saisit une grosse pierre et la lança à la tête de la mère, qui faillit en mourir. Le lendemain, comme on ne voulait pas le laisser entrer dans la maison, il en cassa toutes les vitres. Quelques jours avant l'incendie, il eut l'idée que son père pourrait vendre la maison et qu'alors il ne lui resterait rien. Il prit la décision de brûler la maison, pour que personne ne puisse en profiter. Pendant trois jours il en médita le plan. Il choisit à dessein une nuit où il n'y avait pas de vent, pour que les voisins ne souffrissent pas du feu, incendia le toit de chaume de sa maison et courut en avertir lui-même la police. P... souffrait de temps en temps, mais très rarement, d'accès de convulsions épileptiques (3 accès).

Le Dr Günzburg-Schick [1] nous cite aussi l'exemple d'un crime commis par un individu à caractère épileptique.

1. Günzburg-Schick. *Archives de psychiatrie*, 1894, l. 5, p. 86

Morselli nous raconte un cas d'exhibitionnisme comme forme d'équivalent épileptique [1]. Un homme de trente-six ans avait été jugé six fois pour exhibitionnisme.

Un examen médical très consciencieux découvrit beaucoup de symptômes de dégénérescence dans l'organisme du prévenu et prouva que l'exhibitionnisme dont on l'accusait jouait le rôle d'équivalent épileptique.

En examinant tous les états d'épilepsie au point de vue de la responsabilité légale, nous devons reconnaître que tous ils sont passagers et se rapportent à une maladie, sous l'influence de laquelle le malade peut complètement perdre la tête et ne pas se rendre compte de ses actes ; tous ceux qui ont commis un crime pendant la folie épileptique doivent donc être jugés d'après l'article 96 du Code pénal russe. Le caractère épileptique et les états de démence et d'idiotie ne doivent pas entrer dans cette catégorie et doivent être soumis à l'article 95 du Code pénal russe et à toutes ses conséquences.

En ce qui concerne la simulation de l'épilepsie

---

[1]. MORSELLI. Esposizione accessuale degli organi genitali come equivalente epileptoïde. *Bolletino della R. Academia medica di Torino*, 1894.

et les moyens de la découvrir, j'en ai dit assez plus
haut. On ne peut que partager à ce sujet l'avis du
Dʳ K. Orlof[1] émis dans un travail de grande valeur :
« Quand on a à diagnostiquer l'épilepsie, je ne
trouve pas juste de se laisser entraîner à chercher un
des symptômes absolus de l'authenticité de l'accès,
mais j'aurais conseillé de jeter un regard sur l'atti-
tude du malade (les doigts des mains), d'examiner
ses yeux et son pouls, de concentrer toute l'attention
sur son visage et d'observer ce dernier jusqu'à la fin
de l'accès. »

Je fus bien satisfait de me convaincre par la lecture
des beaux travaux d'Ardin Delteil[2] et De Moor sur
l'épilepsie en médecine légale, que ces auteurs par-
tageaient ma manière d'envisager la responsabilité
des actes des épileptiques, émise dans mon « Épilepsie
au point de vue médico-légale »[3].

---

1. K. Orlof. Principes du diagnostic des maladies simulées, 1894,
p. 118.
2. Ardin Delteil. L'épilepsie psychique, 1898.
3. Pʳ Paul Kovalevsky. *Annales médico-psychologiques*, 1898.

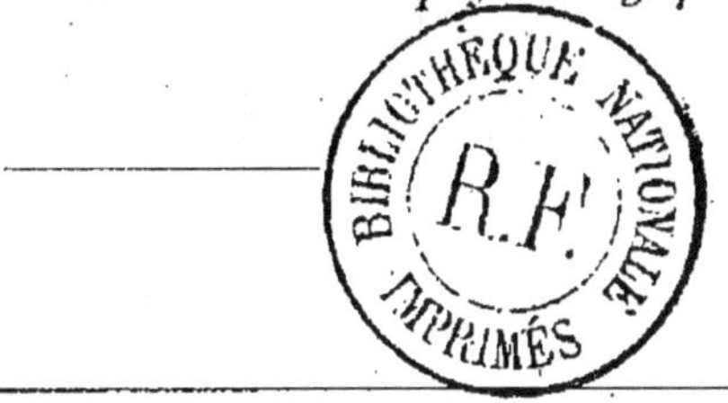


---

9 782019 277635